PROF. DR. GÜNTER REICH · SILKE KRÖGER

Ess-Störungen in der Familie meistern

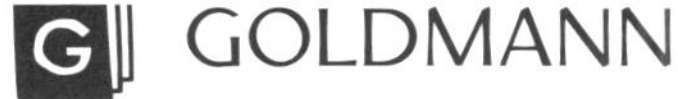

GOLDMANN

Buch

Egal ob Bulimie, Anorexie oder Orthorexie – eine Essstörung betrifft immer die ganze Familie. Doch wie findet diese nach der Therapie wieder zu einem geregelten (Ess-)Alltag? Wie können eingeschliffene Verhaltensweisen Schritt für Schritt geändert werden und woran zeigt sich ein drohender Rückfall? Zwei ausgewiesene Experten geben lebensnahen Rat, und Betroffene und ihre Eltern sprechen offen über Krisen und vom Gelingen.

Autoren

Prof. Dr. Günter Reich ist Paar- und Familientherapeut sowie Kinder- und Jugendlichenpsychotherapeut. Bis 2017 war er Leiter der Ambulanz für Familientherapie und für Essstörungen am Klinikum der Universität Göttingen. Er ist Autor zahlreicher Veröffentlichungen auf dem Gebiet Familientherapie und Essstörungen.

Silke Kröger, Diplom-Oecotrophologin und Ernährungsberaterin VDOE, ist seit 1991 in der Ernährungsberatung tätig. Sie betreut eine Wohngruppe für Mädchen mit Essstörungen und betreibt eine eigene Praxis in Göttingen. Dort arbeitet sie eng mit der Ambulanz für Familientherapie und Essstörungen zusammen.

Prof. Dr. Günter Reich · Silke Kröger

Ess-Störungen in der Familie meistern

Wie gemeinsames Essen wieder entspannt gelingt

GOLDMANN

Alle Ratschläge in diesem Buch wurden vom Autor und vom Verlag sorgfältig erwogen und geprüft. Eine Garantie kann dennoch nicht übernommen werden. Eine Haftung des Autors beziehungsweise des Verlags und seiner Beauftragten für Personen-, Sach- und Vermögensschäden ist daher ausgeschlossen.

Sollte diese Publikation Links auf Webseiten Dritter enthalten, so übernehmen wir für deren Inhalte keine Haftung, da wir uns diese nicht zu eigen machen, sondern lediglich auf deren Stand zum Zeitpunkt der Erstveröffentlichung verweisen.

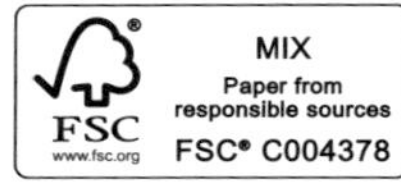

Penguin Random House Verlagsgruppe FSC® N001967

1. Auflage
Vollständige Taschenbuchausgabe Mai 2022

Umschlag: UNO Werbeagentur, München
Umschlagmotiv: GettyImages/E+/pixelfit
Fotos im Innenteil: Meike Bergmann, Berlin
Satz: Satzwerk Huber, Germering
Druck und Bindung: PBtisk, a.s., Pribam
Printed in Czech Republic
ES · IH
ISBN 978-3-442-17944-2

www.goldmann-verlag.de

Inhalt

Liebe Leserinnen, liebe Leser,

Sie wollen etwas gegen Ihre Essstörung tun, Sie waren bereits oder sind gerade in Therapie. Ihre Angehörigen wurden oder werden – hoffentlich – in die Behandlung einbezogen. Nun soll es weitergehen. Sie möchten Ihr gewonnenes Gewicht halten und Ihr Essen nicht mehr übermäßig kontrollieren. Sie wünschen sich einen selbstverständlichen Essrhythmus und ein gesundes, flexibles Verhältnis zu den Essensmengen, das heißt ein normales, gesundes Essverhalten. Sie möchten Ihren Körper besser akzeptieren, Ihre Emotionen deutlicher spüren, Ihre Bedürfnisse klarer vertreten – so wie Sie es in der Therapie bereits begonnen haben. Außerdem möchten Sie lernen, mit kritischen Situationen und Rückfällen richtig umzugehen. Auf diesem Weg wollen wir Sie unterstützen. Aber auch Angehörigen, Eltern, Freunden und Partnern von Betroffenen soll dieses Buch helfen.

Wir möchten Ihnen zeigen, dass Sie nicht allein dastehen. Zahlreiche Betroffene und Angehörige haben uns von ihren Erfahrungen, Gefühlen und Gedanken berichtet. Sie werden Geschichten lesen, die Ihnen aus der Seele sprechen und Ihnen Hilfestellungen geben. Sie werden erkennen, dass Sie mit vielen anderen (ehemals) Essgestörten, deren Eltern und Partnern in einem Boot sitzen. Dieses Buch ist ein Praxis-Coach – es soll Sie zum aktiven Handeln auffordern. Vieles haben Sie selbst in der Hand!

Darüber hinaus finden Sie zahlreiche Rezepte. Zunächst wird es für Sie vielleicht eine Hemmschwelle sein, ein Kochbuch in die Hand zu nehmen. Gerade weil Sie in der Auswahl von Speisen sehr unsicher sind, ist es sinnvoll, hier konkrete Anregungen zu erhalten. Dieses Buch soll Ihnen helfen, auf eine abwechslungsreiche Ernährung zu achten, mit Kreativität zu kochen und wieder mit Freude und Genuss zu essen.

Mit unserem Buch wollen wir Sie auf dem Weg zu einem normalen Essverhalten begleiten und Sie in Krisenzeiten unterstützen, nicht aufzugeben.

Wir wünschen Ihnen viel Erfolg und guten Appetit!
Silke Kröger und Günter Reich

Viel mehr als nur gestörtes Essverhalten …

Betroffene und Angehörige sollten sich über die Komplexität der Erkrankung bewusst sein. Der Weg zu Gesundheit und Wohlbefinden ist steinig, aber machbar.

Was bedeutet »Essstörung«?

Welche Krankheitsbilder werden unterschieden? Welche Folgen haben Essstörungen und wodurch entstehen sie überhaupt erst? Dieses Kapitel gibt einen Überblick.

Essstörungen sind schwerwiegende psychosomatische Erkrankungen. Hauptmerkmal ist die andauernde, zwanghafte Beschäftigung mit dem Thema »Essen«. Es werden abnorm geringe oder abnorm große Mengen an Nahrung zugeführt. Die Nahrungsaufnahme sowie deren Auswirkungen können übermäßig kontrolliert werden und von Gegenmaßnahmen wie zum Beispiel Erbrechen begleitet sein. Essstörungen zeigen sich oft im äußeren Erscheinungsbild, das heißt im Unter- oder Übergewicht. Mit Essstörungen sollen Probleme gelöst werden, die den Betroffenen unlösbar erscheinen. Zudem ist der Bezug zum eigenen Körper gestört: Dieser wird verzerrt wahrgenommen (Körperschemastörung) und negativ bewertet.

Man unterscheidet verschiedene Formen von Essstörungen:

- Magersucht (Anorexia nervosa): Hier kommt es vor allem durch Hungern, aber auch durch exzessive sportliche Betätigung, Erbrechen, Missbrauch von Abführmitteln und anderen Medikamenten zu extremer, oft lebensgefährlicher Abmagerung. Weitere Merkmale sind eine ausgeprägte Körperschemastörung, die Angst vor einer Gewichtszunahme, hormonelle Störungen sowie Verleugnung der Krankhaftigkeit des Zustandes.
- Bulimie (Bulimia nervosa): Hier kommt es zu Essanfällen mit gegensteuernden Maßnahmen wie Erbrechen (»Ess-Brech-Sucht«), Sport,

Abführmittelmissbrauch oder Hungern. Dieses Verhalten wird überwiegend heimlich praktiziert. Die Betroffenen sind meist normalgewichtig, manchmal auch über- oder untergewichtig. Krankheitseinsicht ist in den meisten Fällen vorhanden, aus Scham wird eine Therapie aber oft lange vermieden.

- Essstörung mit Essanfällen (Binge-Eating-Störung): Hier kommt es regelhaft zu heimlichen »Fressattacken«, die starke Schuld- und Schamgefühle hervorrufen. Jedoch fehlen hier, im Gegensatz zur Bulimie, anschließende gegensteuernde Maßnahmen wie das Erbrechen. Die Betroffenen sind daher nicht selten übergewichtig.
- Sonstige Essstörungen: Hierzu gehört unter anderem das »Nachtesser-Syndrom«, bei dem die hauptsächliche Nahrungsaufnahme – oft suchtartig – nach der Abendmahlzeit bzw. nachts stattfindet. Zudem fallen hierunter die Essstörungen, die den typischen Formen nicht zugeordnet werden können. Der Leidensdruck bzw. die Schädigung ist auch hier oft erheblich, und es besteht genauso Behandlungsbedarf.
- Orthorexie (Orthorexia nervosa): Ob die sogenannte Orthorexie auch zu den Essstörungen zählt, wird diskutiert. Hierbei handelt es sich um das ausgeprägte krankhafte Verlangen, sich »gesund« zu ernähren. Das Essen wird extrem ideologisiert und moralisiert. Die Nahrungsmittelvielfalt wird aus Angst vor »Ungesundem« oder »falscher Ernährung« immer stärker eingeschränkt. Infolgedessen kann es zu Mangelerscheinungen kommen. Die Krankheitseinsicht fehlt typischerweise.

Vor allem Mädchen und Frauen sind von Essstörungen betroffen. Das gilt besonders für die Magersucht und die Bulimie. Die Binge-Eating-Störung hingegen ist auch bei Männern verbreitet.

Essstörungen sind keine »schlechten Angewohnheiten«. Sie haben schwerwiegende körperliche, seelische und soziale Folgen. Es kommt zu dauerhaften Störungen der Hormonregulation, vor allem der Geschlechtshormone, Störungen der Pubertätsentwicklung und des Wachstums, Konzentrationsproblemen, Haut-, Haar- und Zahnschäden, Störungen der Libido, Veränderungen der Knochensubstanz bis hin zu Osteoporose und vermutlich auch Veränderungen der Hirnfunktionen. Hierbei sind die Hunger-Sättigungs-Regulierung, die Körperwahrnehmung und das Belohnungssystem betroffen. Auf sozialer Ebene finden sich oft Rückzug und Vereinsamung, auf psychischer Ebene Stimmungsschwankungen, Reizbarkeit, Apathie, Depressionen und Angsterkrankungen, manchmal schwere Persönlichkeitsstörungen, bis hin zu Selbstmordgefährdung. Es kommt meist und rasch zu chronischen Krankheitsverläufen. Die Magersucht endet nicht selten tödlich: 15% der Erkrankten sterben im Langzeitverlauf an den direkten und indirekten Folgen. Sie ist die tödlichste Erkrankung, die jemand in der Jugend entwickeln kann.

Daher bedürfen Essstörungen einer raschen und fachgerechten Therapie, bei der unter anderem Ärzte, Oecotrophologen und Psychotherapeuten kooperieren. Die Therapie ist oft langwierig, kann aber zu dauerhaften Verbesserungen führen, wenn die Betroffenen und ihre Angehörigen sich darauf einlassen. Wichtig ist, dass das Essverhalten und das Körperbild auch zum wesentlichen Thema gemacht und die Angehörigen mit einbezogen werden. Auf das Thema Therapie inklusive Unterstützungsmöglichkeiten durch Angehörige wird später genauer eingegangen (Seite 20).

Ursachen von Essstörungen

Essstörungen haben nie nur eine Ursache. Bei der Entwicklung wirken immer mehrere Einflüsse zusammen: Die Gene spielen eine Rolle, ebenso die Persönlichkeit der Betroffenen, Pubertät und Adoleszenz, die Gruppe der Gleichaltrigen, gesellschaftliche Faktoren und die Familie. In jedem Einzelfall muss genau geschaut werden, welche dieser Faktoren besonders wichtig sind.

Die Gene: Alles angeboren?

Wissenschaftliche Untersuchungen belegen, dass bei der Entstehung von Essstörungen, insbesondere der Magersucht, die Gene einen erheblichen Anteil haben. Allerdings gibt es kein »Magersuchts-« oder »Essstörungs-Gen«. Die Dinge sind komplizierter. Bis zu einem gewissen Grade vererbt werden eher Persönlichkeitszüge wie Perfektionismus oder Impulsivität, die auch von Umweltfaktoren beeinflusst werden, wie die Forschungen der Epigenetik zeigen. Genetik ist also keine Ausrede dafür, nichts zu tun. »Tante Klara war auch so dünn« oder »Opa Herbert hat auch immer zu viel gegessen« gelten also nicht.

Die Persönlichkeit

Hiermit ist die Individualität eines Menschen hinsichtlich seiner psychischen Eigenschaften gemeint. Man kann auch von Temperament oder Charakter sprechen. Die Persönlichkeit ist das Ergebnis des Zusammenspiels von erblichen, Erziehungs- und anderen Umwelteinflüssen. Einige Charaktereigenschaften sind bei Essstörungen bedeutsam.

Selbstwertprobleme: Ein gestörtes Selbstwertgefühl ist oft mit der Entstehung einer Essstörung assoziiert. Es führt z. B. dazu, dass Figurvorgaben in den Medien stärker zur eigenen Norm gemacht werden, was Unzufriedenheit mit dem Körper fördert. Magersucht wird in vielen Fällen entwickelt, um das eigene Selbstwertgefühl zu stabilisieren. Essanfälle und Übergewicht schwächen in der Regel das Selbstwertgefühl.

Perfektionismus: Selbstwertkonflikte hängen oft mit dem Bedürfnis nach Perfektion und dem Streben, nach außen einen »guten Eindruck« zu machen, zusammen. Insbesondere Magersüchtige, zum Teil auch Bulimikerinnen, verlangen von sich in allen Lebensbereichen oft 100% oder mehr als das. Verfehlen der perfektionistischen Ziele kann mit verstärktem Hungern oder auch mit Essanfällen »beantwortet« werden. Perfektionismus gibt oft ein Gefühl von Sicherheit. Es ist nicht leicht, diese Sicherheitsquelle durch andere Möglichkeiten zu ersetzen.

Gefühle von Ohnmacht und Wirkungslosigkeit: Die Essstörung, vor allem die Magersucht, ist hier ein Mittel, das Gefühl von Kontrolle und Einfluss wiederzuerlangen.

Soziale Unsicherheit: Sorge um die Akzeptanz durch andere und Probleme, sich von den (vermeintlichen) Erwartungen anderer abzugrenzen und eigene Interessen zu vertreten, sind bei Personen mit Essstörungen weit verbreitet. Magersüchtige ziehen sich deshalb oft zurück. Bulimikerinnen hingegen neigen dazu, Unsicherheit durch Aktivität oder »Geselligkeit« zu überspielen.

Impulsivität: Hierunter versteht man die Neigung zu heftigen gefühlsmäßigen Reaktionen und Handlungen, ohne die Konsequenzen und Risiken angemessen zu berücksichtigen. Impulsive Züge findet man häufig bei Bulimikerinnen.

Probleme bei der Gefühlswahrnehmung: Probleme, Gefühle wahrzunehmen und zu unterscheiden, haben viele Essgestörte, insbesondere, wenn die Krankheit lange andauert. Manchmal wurde diese Fähigkeit im Laufe der Kindheit nie wirklich erworben, manchmal wurde sie durch unangenehme Erfahrungen und Konflikte verschüttet. Die Beschäftigung mit Essen, Ernährung, gegensteuernden Maßnahmen, Figur und Aussehen überlagert hier alles andere und dient dazu, sich nicht mit unangenehmen Gefühlen auseinandersetzen zu müssen.

Pubertät und Adoleszenz – eine schwierige Phase

Essstörungen beginnen oft in der Adoleszenz, dem Alter zwischen zwölf und 20 Jahren. Hier kommt es zu gravierenden körperlichen, seelischen und sozialen Veränderungen, deren Bewältigung immer schwierig ist. Mädchen müssen sich mit ihren Rundungen und der Zunahme von Körperfett anfreunden, was in ihren Augen dem von den Medien propagierten Schönheitsideal widerspricht. Das kann Probleme bringen. Auch Jungen entwickeln in dieser Phase eine Körperunsicherheit.

In der Phase des Erwachsenwerdens wird das Urteil der Gleichaltrigen und der Medien oft wichtiger als das der Eltern. Essgestörte lassen sich hiervon derart beeinflussen, dass sie keine davon unabhängige Orientierung finden.

Es gibt keine Entwicklung ohne Konflikte, und die Adoleszenz ist in der Regel konfliktreich für Jugendliche und Angehörige. Den »richtigen Weg« heraus gibt es nicht.

Wenn sich Essstörungen in der Adoleszenz entwickeln, sind sie manchmal schwer von der »normalen« Bandbreite der Irrungen und Wirrungen in dem entsprechenden Alter zu unterscheiden. Eine manifeste

Essstörung muss entschieden mit oberster Priorität angegangen werden, da sie die gesamte Entwicklung verändert. Abwarten nach dem Motto »Das wächst sich schon alles aus« hilft hier nicht.

Gesellschaftliche Einflüsse

Zweifellos spielen gesellschaftliche Faktoren eine Rolle. Wir leben hierzulande in einem Überfluss an Nahrungsmitteln. Das Durchschnittsgewicht der Menschen steigt. Gleichzeitig werden die in den Medien präsentierten Frauen immer dünner. Viele Personen bemühen sich, diese »Kluft« zu überwinden: durch »Fitness«-Programme, Bodybuilding und Bodyshaping, durch Diäten und Hungerkuren und durch ebenso fragwürdige Verfahren wie »Fettabsaugen« und andere chirurgische Eingriffe. Sind also diese übertriebenen und gefährlichen Verhaltensweisen heute nicht irgendwie »normal«? Diese Frage kann man leider nicht ganz verneinen. Gestörtes Essverhalten und ein gestörter Körperbezug sind mit verschiedenen zeitgenössischen Normvorgaben verbunden, die die Ernährung und den Körper betreffen und bei Abweichungen ein schlechtes Gewissen erzeugen. Hierbei werden wissenschaftlich in keiner Weise belegte Überzeugungen und Glaubenssätze verbreitet, die die Betroffenen einer inneren und äußeren Diktatur unterwerfen können. Im Folgenden finden Sie ein paar Beispiele heutiger »Idealvorstellungen«:

Der »richtige Körper«: Zu vermutlich keiner Zeit wurde der menschliche Körper gleichzeitig so offen und normiert präsentiert wie heute, wobei für Hochglanzmagazine am Computer kräftig nachgebessert wird. Gezeigt werden keine realen Körper, sondern solche, die von den Redakteuren für präsentierenswert oder ideal gehalten werden. Reale Menschen haben sich hieran zu messen. Wer dem nicht entspricht, ist eben nicht schön oder attraktiv. TV-Casting-Shows, in denen der Körper begutachtet und bewertet wird, tun ihr Übriges, um bei jungen Frauen ein schlechtes Gefühl auszulösen. Machen sich Personen die Maße von ultradünnen Models als ideal zu eigen, entwickeln sich Körperunzufriedenheit und Symptome von Essstörungen. Dabei sind unsichere Personen anfälliger für solche Vergleiche.

Diäten, Fasten und Entgiftung: Es gibt immer wieder neue Warnhinweise auf Gifte, die im Körper enthalten sein sollen, und entsprechende Ratschläge für »Entschlackung«. Der Körper enthält aber gar keine »Schlacken«. Zahlreiche auf dem Markt verfügbare Produkte, die bei der Entgiftung helfen sollen, sind industrielle Kunstprodukte, die mit einer »natürlichen« Ernährung nichts mehr zu tun haben. Verschiedenste Fasten- und Entschlackungskuren sowie Diäten werden ständig neu erfunden. All diese Methoden helfen nicht bei der Gewichtsreduktion, sondern sind für viele Menschen der sicherste Weg hinein in eine Essstörung.

Fitness: Selbstverständlich sind regelmäßige Bewegung, moderat und ab und zu auch mal »hochtourig« ausgeführt, in aller Regel gesund für Körper und Psyche. Körpertraining ist zum großen Geschäft geworden. Wer sich nicht quält, wird zum Außenseiter, der ein schlechtes Gewissen haben muss.

Chirurgische Eingriffe: Erreichten Models die vom Business geforderte Figur in den 90er-Jahren noch durch hartes Training und eiserne Disziplin, wird heute oft auf das Skalpell zurückgegriffen. »Kosmetische« Chirurgie ist ein Milliardenmarkt. Das Wort »kosmetisch« verdeckt oftmals brutale und blutige Prozeduren, die vor allem Frauen über sich ergehen lassen.

Wenn die sozialen Einflüsse zur Entwicklung einer Magersucht, Bulimie oder Essstörung mit Essanfällen ausreichten, hätten wir viel mehr derartige Erkrankungen. Wie bereits erwähnt, spielen auch die Persönlichkeit und der zwischenmenschliche Bereich, vor allem der gegenseitige Umgang innerhalb der Familie, eine Rolle.

Familiäre Faktoren

Familiäre Einflüsse können erheblich zur Entwicklung von Essstörungen beitragen. Und Essstörungen können die Familienbeziehungen massiv beeinflussen. Beide Seiten der Medaille müssen betrachtet werden, vor allem, welche Veränderungen notwendig und hilfreich sind. Zu der Entwicklung von Essstörungen tragen zwei Arten von Einflüssen bei: solche, die sich direkt auf das Essverhalten und die Einstellung zu Körper oder Aussehen auswirken, und solche, die sich indirekt auf das Selbstwertgefühl und den Umgang mit Emotionen und Konflikten auswirken.

Einflüsse, die sich direkt auswirken:

- Essstörungen, unnatürliches (z. B. extrem kontrolliertes) Essverhalten sowie starke Gewichtsabweichungen oder Körperunzufriedenheit bei den Angehörigen
- Abwertende Kommentare zu Gewicht, Figur und Aussehen
- Drängen zum Vielessen

Einflüsse, die sich indirekt auswirken:

- Der Umgang mit Emotionen: Die Essstörung kann ein Versuch sein, Gefühle, die nicht anders ausgedrückt werden können (z. B. der Wunsch nach Trost oder Beruhigung), zu befriedigen.
- Der Umgang mit Konflikten: Dieser ist in Familien, in denen Essstörungen auftreten, oft schwierig. Bei Bulimikerinnen kann er »untersteuert« sein, sich in heftigen impulsiven Äußerungen zeigen. Bei Magersüchtigen ist er oft »übersteuert«, das heißt, das offene

Austragen von Konflikten wird vermieden. In beiden Fällen scheint oft eine konstruktive Lösung nicht möglich zu sein.

- Die Balance von Selbstständigkeit und Verbundenheit: Diese ist in Familien von Betroffenen oft gestört. Manchmal wird die Unabhängigkeit zu wenig gefördert und nicht angemessen unterstützt. Dies findet man nicht selten bei Magersüchtigen. Manchmal wird die Autonomie zu sehr betont. Dies findet man häufig bei Bulimikerinnen.
- Der Umgang mit Normen und Ansprüchen: Der Umgang insbesondere mit Leistungs- und Perfektionsansprüchen ist oft problematisch. Essgestörte leiden häufig unter dem Gefühl, ihren eigenen Ansprüchen nicht zu genügen. Die familiären Ansprüche werden dabei oft nicht verbal vermittelt, sondern dadurch, dass sie vorgelebt werden. In Familien Magersüchtiger spielen zudem oft übermäßiger, unangemessener Verzicht und Opferbereitschaft eine Rolle.

Diese Probleme können durch die Entwicklung von Essstörungen noch zunehmen, weil aus Angst, die Krankheit zu verstärken, Konflikte noch mehr umschifft und kontrollierende Verhaltensweisen verstärkt werden oder Gespräche nur noch ums Essen kreisen und sich dadurch die familiäre Atmosphäre verkrampft.

Therapie bei Essstörungen

Persönlichkeit, Körper, Ernährungsverhalten und das soziale Umfeld werden als wesentliche Faktoren in der Therapie der Essstörung berücksichtigt.

Essstörungen sind vielschichtige Erkrankungen, die durch zahlreiche Faktoren bedingt sind und sich durch weit mehr als nur gestörtem Essverhalten zeigen. In jedem Fall sind sie immer schwerwiegend und bedürfen möglichst frühzeitig professioneller Hilfe. Eine Therapie kann stationär, teilstationär oder ambulant erfolgen und umfasst zahlreiche Therapiebausteine mit verschiedenen Ansatzpunkten. Der Kampf gegen eine Essstörung endet jedoch nie mit dem Ende einer professionellen Therapie. Das Erlernte soll und muss im Alltag immer wieder angewendet werden. Und auch die Unterstützung durch Familie und Freunde ist ganz wesentlich beim Wiedererlangen und Beibehalten eines normalisierten Essverhaltens und einer gesunden Einstellung zum Körper. Deshalb sollten Angehörige immer in die Behandlung einbezogen werden. Das verbessert die Chancen erheblich. Auf die wesentlichen Ansatzpunkte in der Behandlung sowie Unterstützungsmöglichkeiten durch Angehörige wird im Folgenden genauer eingegangen.

Professionelle Unterstützung muss sein

Essstörungen sind ernsthafte Erkrankungen, die man nicht allein bewältigen kann. Obwohl es gute Selbsthilfeprogramme gibt, raten wir in jedem Fall zu Diagnostik, Beratung, Begleitung und Behandlung durch Fachleute.

Selbsthilfe kann parallel dazu und auch im Anschluss an die Therapie stattfinden; auch unser Buch bietet ja Unterstützung zur Selbsthilfe.

Die Behandlung von Essstörungen ist insgesamt ein »holpriger« Weg mit vielen Aufs und Abs. Zudem benötigt es oft mehrere Anläufe, bis eine Behandlung »greift«. Sehr häufig sind stationäre Aufenthalte in Fachkliniken notwendig. Darüber sollten sich alle, Betroffene und Angehörige, immer wieder bewusst sein. Alle Beteiligten müssen sich in Geduld und Hartnäckigkeit üben, sollten dabei aber auch ihre Zuversicht nicht verlieren.

Die Therapie beruht auf drei Säulen und erfordert regemäßige ärztliche Untersuchungen, Psychotherapie und Ernährungsberatung. Betroffene und Angehörige müssen ausführlich über Ursachen, Hintergründe der Erkrankung, über Risiken und Folgen sowie über die Therapiebausteine aufgeklärt werden. Es müssen regelmäßige Gewichtskontrollen erfolgen. Weiterhin sind oftmals Blutuntersuchungen und Untersuchungen des Herzens (EKG) notwendig, um körperliche Komplikationen auszuschließen. In allen Fällen muss den Betroffenen genau erläutert werden, was aus welchem Grunde getan wird.

In einer effektiven Psychotherapie sollten nach heutigem Kenntnisstand immer auch das Essverhalten und das Körperbild thematisiert werden. Zudem sollten die Angehörigen in die Behandlung mit einbezogen werden. Bei der Behandlung von Jugendlichen mit Magersucht hat sich die Familientherapie bisher als das effektivste Verfahren erwiesen.

Ernährungsberatung

Psychotherapie und medizinische Betreuung sind zur Behandlung einer Essstörung absolut notwendig. Ein zentraler Baustein einer erfolgreichen Behandlung ist die konkrete Veränderung des Essverhaltens.

Viele Essgestörte haben sich im Laufe der Erkrankung zu vermeintlichen Spezialisten in Sachen Ernährung entwickelt. Es scheint auf den ersten Blick also gar nicht nötig zu sein, eine Ernährungsberatung in Anspruch zu nehmen. Dem müssen wir vehement widersprechen.

Essgestörte suchen sich allzu oft leider nur selektiv die Daten und Informationen heraus, die der Aufrechterhaltung der Erkrankung dienen. Viele Betroffene orientieren sich nur an dem Kalorien- oder Fettgehalt von Nahrungsmitteln. Sie sind beispielsweise der Meinung, dass nur fettarme Lebensmittel gesund seien, und versuchen, alle fetthaltigen Speisen zu meiden. So verstärken sich krankhafte Verhaltensweisen, die im Laufe der Zeit zu massiver Mangelernährung führen können.

Hinzu kommen die vielen Tipps von Angehörigen und Freunden. Selbst wenn Sie einsichtig sind und wieder ein normales Essverhalten erlernen wollen, haben Sie in der Regel falsche Vorstellungen über die richtige Ernährung. Es kann auch durchaus sein, dass Sie nicht nur unter einer Körperschemastörung leiden, sondern auch Portionsgrößen und Lebensmittelmengen völlig falsch einschätzen.

Hilfe in Essensangelegenheiten

Eine Ernährungsberatung kann Ihnen helfen, sich wieder ausgewogen und abwechslungsreich zu ernähren. Außerdem können dort alle Unsicherheiten und Fragen rund um die Ernährung geklärt werden. Sie werden individuell betreut, und die Beraterin hilft Ihnen, neue Lebensmittel in Ihren Speiseplan einzuführen und damit zu experimentieren. Wenn Sie unter einer Mangelernährung leiden, können Sie diese mithilfe einer fachlichen Betreuung wieder ausgleichen. Dadurch vermeiden Sie ernsthafte körperliche Schäden. Wenn eine außenstehende Person auf Ihr Ernährungsprotokoll und auf Ihren Speiseplan achtet, können unnötige Konflikte mit Familie und Freunden vermieden werden. Sie werden sehen, dass ein »objektiver« Blick auf Ihre Essgewohnheiten auch einiges in Ihrer eigenen Wahrnehmung verändern wird. Wenn Sie nur unter der Kontrolle von Eltern oder Partner essen können, werden Sie kaum wirklich gesund werden. Eine professionelle Ernährungsfachkraft hilft Ihnen dabei zu lernen, unabhängig von Ihren Bezugspersonen Ihren Speiseplan zu managen.

Ernährungsberaterinnen arbeiten in der Regel eng mit Psychotherapeuten und Ärzten zusammen. Im Serviceteil finden Sie eine Kontaktadresse, unter der Sie kompetente Diplom-Oecotrophologen finden.

»Leckerbissen« – Achtsamkeitsübung

Mit dieser Übung fördern Sie Ihre Sinne dem Essen gegenüber. Spüren Sie zu gegebener Zeit in Ihrem Tages- und Essensrhythmus einen Moment nach: Was würde ich jetzt gerne essen? Spüren Sie, wie Ihre Geschmacksnerven aktiv werden. Was geschieht in Ihrem Mund? Was kommt Ihnen in den Sinn? Nehmen Sie sich dann ganz bewusst etwas von dem, worauf Sie Lust haben: ein Stück Ihrer Lieblingsschokolade, eine Erdbeere, eine Tasse Tee oder was auch immer. Tun Sie dies so langsam, dass Sie wirklich alles wahrnehmen können. Holen Sie die Köstlichkeit aus dem Schrank, packen Sie sie aus. Seien Sie mit allen Sinnen dabei. Welche Formen, welches Gewicht, welche Konsistenz fühlen Sie? Atmen Sie den Geruch des Leckerbissens ein. Führen Sie ihn zum Mund. Nehmen Sie Ihre Lippen wahr und Ihren Gaumen, wie er sich freut. Geben Sie die Leckerei behutsam auf Ihre Zunge und nehmen Sie sie mit all Ihren Geschmacksnerven wahr. Kauen und schlucken Sie mit Bedacht, mit Genuss und mit Dankbarkeit dafür, dass Sie sich so etwas gönnen und es Ihrem Körper schenken können.

Sonja (24), ehemals anorektisch

Ich dachte, ich aß zu viel – dabei war es fast gar nichts

» *Ich hatte mir angewöhnt, alles zu protokollieren, was ich aß. Das hatte mir mehr Sicherheit gegeben, und ich hatte das Gefühl, alles im Griff zu haben, eben alles zu kontrollieren. Häufig saß ich dann abends vor meinem Protokoll und war frustriert: Ich hatte hier und da wieder tausend Dinge genascht! Furchtbar. Wieder konnte ich nicht widerstehen. Ich fühlte mich dick und gierig. Für den nächsten Tag nahm ich mir dann vor, nichts zu essen. Erst als ich die Ernährungsprotokolle mit meiner Ernährungsberaterin durchging, wurde deutlich, dass ich kaum etwas gegessen hatte. Ich dachte, dass ich viel zu viel gegessen hatte. Dabei war es fast nichts. Naschen war für mich immer nur ein Teelöffel hiervon und ein paar Krümelchen davon. In der Summe ergab es nie eine richtige Mahlzeit. Zuerst konnte ich das gar nicht glauben, aber die Ernährungsberaterin hat mir alles deutlich erklärt und ausgerechnet. Als sie mir dann die notwendigen Mengen darstellte und wir versuchten, damit einen Tagesplan aufzustellen, bekam ich es zunächst mit der Angst zu tun und musste weinen. Mein Gott, wie soll ich drei Scheiben Brot am Tag essen? Es erschien mir wie ein großer Berg. Erst nach zwei Monaten hatte ich dieses Teilziel wirklich erreicht. Es war schwer, aber ich hatte mich dazu entschlossen und es am Ende auch geschafft.*

Das neue Körpergefühl

Im Rahmen der Therapie von Essstörungen wird bei allen Betroffenen, ob durch Gewichtszunahme oder -reduktion, Normalgewicht angestrebt. Ein seit Langem verbreiteter Irrtum ist, dass es so etwas wie ein Idealgewicht gibt. Der gesunde Gewichtsbereich ist in der Regel breit angelegt und variiert mit Alter, Geschlecht und Körperbau bzw. -zusammensetzung. Männern wird in der Regel aufgrund des genetisch höheren Muskelanteils ein höheres Gewicht, Frauen wegen des höheren Fettanteils ein niedrigeres Gewicht zugeschrieben (Muskelgewebe wiegt mehr als Fettgewebe). Das Körpergewicht wird mithilfe des Body-Mass-Index (BMI) klassifiziert und bewertet.

Der BMI lässt sich wie folgt berechnen:

$$\frac{\text{Körpergewicht in kg}}{(\text{Körpergröße in m})^2}$$

Werte zwischen 18,5 und 25 gelten als Normalgewicht und somit für den Erhalt der Gesundheit als optimal. Auch ein geringfügiges Übergewicht ist in vielen Fällen nicht so schädlich wie lange angenommen. Gefährlich ist extremes Übergewicht (BMI über 30) und extremes Untergewicht (BMI unter 18). Bei Kindern und Jugendlichen wird nach Perzentilen bewertet. Dabei werden Alter und Wachstum berücksichtigt. Tabellen erhalten Sie beim Kinderarzt und im Internet.

BMI-Tabelle

Körpergröße (in m)	BMI 18,5	BMI 25
1,50	41,6 kg	56,3 kg
1,55	44,4 kg	60,0 kg
1,60	47,4 kg	64,0 kg
1,65	50,4 kg	68,0 kg
1,70	53,5 kg	72,2 kg
1,75	56,6 kg	76,6 kg
1,80	59,9 kg	81,0 kg
1,85	63,3 kg	85,6 kg

Gewichtskontrollen

Sie können sicherlich ein Lied davon singen: Je nachdem, welche Zahl auf der Anzeige stand, waren Sie freudig erregt oder niedergeschlagen und frustriert. Die Waage bestimmte Ihre Laune, war manchmal Freund, manchmal Feind? Mehrmals täglich auf dieses Ding gehen, vorher zur Toilette, möglichst ohne Ballast – Stress pur.

Eine Waage kann erst dann wieder ins Haus kommen, wenn Sie bereit sind, sich höchstens einmal wöchentlich zu wiegen. Die Waage sollte nur zur Orientierung dienen: Halte ich mein Gewicht ungefähr oder nehme ich ab bzw. zu? Und liegt mein BMI im normalen, gesunden Bereich?

Irgendwo zwischen BMI 18,5 und 25 liegt Ihr »Wohlfühlgewicht«. Ihr Körper strebt dieses in der Regel auch an. Vergessen Sie nicht, sich das immer wieder bewusst zu machen.

Bedenken Sie außerdem: Kleine Schwankungen sollten für Sie nicht zum Psychoterror werden, denn Gewichtsschwankungen von bis zu zwei Kilogramm sind durchaus normal.

Spezielle Waagen

Gängig sind mittlerweile auch Waagen, die zusätzlich zum Körpergewicht den Körperfettanteil und zum Teil auch den Wasseranteil und die Muskelmasse ermitteln (Bio-Impedanz-Analyse). Diese Waagen können bei Essgestörten echte Tiefgänge auslösen. Gerade wenn man sich noch im Untergewichtsbereich befindet, werden die Körperfettanteile meist falsch ermittelt. Diese Waagen sind nur für gesunde Menschen wirklich geeignet und zeigen im Übrigen nur Tendenzen an. Wissenschaftlich gesehen sind die Daten unbrauchbar. Nur wenige Arztpraxen, Kliniken oder Apotheken leisten sich teure Bio-Impedanz-Analyse-Geräte, die wirklich exakte Werte liefern.

Den Körper akzeptieren lernen

Für eine essgestörte Person ist es lange Zeit sehr schwierig, das für ihre Körpergröße und den Körperbau angemessene Körpergewicht zu akzeptieren. Betroffene, vor allem Magersüchtige, leiden unter einer Körperschemastörung, das heißt, sie nehmen sich trotz Untergewicht als zu dick wahr. Weiterhin ist ihr Denken dominiert von einer »Gewichtsphobie«, also einer ausgeprägten Angst davor zuzunehmen. Ein Wohlfühlgewicht scheint zunächst fast unerreichbar zu sein, wenn es sich im gesunden Rahmen bewegen soll. Dennoch ist es erreichbar und wichtig zur Aufrechterhaltung normaler körperlicher und seelischer Funktionen.

Personen, die eine Essstörung entwickeln, verbinden ihr Selbstwertgefühl oft in extremer Weise mit der Wahrnehmung ihres Körpers. Diese

Wahrnehmungen sind in aller Regel stark negativ verzerrt. Häufig werden vermeintliche oder tatsächliche Zurückweisungen, Misserfolge oder schlechte Stimmungen automatisch auf einen in irgendeiner Weise als »unzulänglich« wahrgenommenen Körper zurückgeführt.

Der Vergleich mit anderen führt zu einer »irrigen« Vorstellung, diejenigen, die die als erstrebenswert angesehene Figur haben, seien erfolgreicher, leistungsfähiger, beliebter, anerkannter, kompetenter und zufriedener. Die eigene Person wird demgegenüber als schlecht eingeschätzt. Diese Wahrnehmung ist ebenfalls extrem verzerrt. Die Auseinandersetzung mit der Körperunzufriedenheit und -akzeptanz ist immer auch ein Stück Abgrenzung hiervon und sie ist nicht einfach.

Körperschemastörungen überwinden

Die Störung der Körperwahrnehmung ist bei Essstörungen der hartnäckigste Symptombereich und der, der am längsten bestehen bleibt. Hier gibt es keine Tricks und schnellen Lösungen. Auch nach erfolgreichen Behandlungen besteht oft weiterhin eine Neigung, den eigenen Körper, zumeist spezielle Körperteile, kritisch zu bewerten oder als negativ zu empfinden. Dies geschieht meist in typischen Spannungs- oder Konfliktsituationen. Manchmal ist dies der Weg in ein Wiederaufflackern eines gestörten Essverhaltens oder sogar in einen Rückfall. Eine Psychotherapie zielt deswegen immer darauf ab, die Einstellung der Betroffenen zum eigenen Körper zu verbessern. Im Rahmen der Therapie finden Sie für sich die passende Form, mit Ihrem Körper freundschaftlich umzugehen. Sie erfahren, wie Sie eine kritische Distanz wahren und Ihre körperlichen Möglichkeiten oder Ihr Aussehen positiv bewerten können.

Was können Angehörige tun?

Wenn Sie erleichtert sind oder sich freuen, dass Ihr Kind oder Ihr Partner weniger erbricht, wieder mehr isst oder weniger Essanfälle hat, und Sie finden, dass die betroffene Person besser und gesünder aussieht, dann zeigen und sagen Sie das, aber reiten Sie nicht darauf herum.

Ansonsten raten wir eher zu Zurückhaltung mit Kommentaren über Figur und Aussehen. Oder wie fanden Sie Kommentare Ihrer eigenen Eltern? Vor allem abwertende Bemerkungen (»Du muss jetzt doch zugeben, vor vier Monaten sahst du noch ziemlich schlimm aus«) sind wie immer fehl am Platze. Dasselbe gilt für Rechthaberei (»Siehst du, hatte ich doch recht, jetzt geht es dir besser« oder »Hättest du rechtzeitig auf uns gehört, hättest du dir und uns die Klinik ersparen können«).

Marion (32), ehemals bulimisch

Vergleiche mit anderen machen unglücklich

» *Vor meiner Therapie habe ich immer mit meinem Körper gehadert. Insbesondere habe ich meine Beckenknochen als zu breit empfunden. Ich fand mich immer unförmig. Deshalb habe ich mich auch kaum ins Schwimmbad getraut. Ich habe gehungert, massivste Essanfälle gehabt, immer wieder erbrochen. Richtig untergewichtig war ich eigentlich nie. Ich hatte immer gehofft, durch das Hungern und Erbrechen meine Körperform verändern zu können. Dass dieser Wunsch dahinterstand, habe ich erst durch die Therapie begriffen. Im Grunde war es der Wunsch, meine Beckenknochen auszukotzen. Ich habe mich so sehr gehasst, mein ganzes Selbstwertgefühl hing daran. Ich habe mich immer in ganz enge Jeans hineingepresst. Eigentlich standen die mir nicht, aber ich wollte so sein wie die anderen, oder jedenfalls so, wie ich dachte, dass die anderen wären. Wenn ich genau hinschaue, sehe ich, dass die meisten gar nicht so sind, wie ich mir das vorgestellt habe. Ich hatte im Grunde immer nur einige wenige und die Girlies in den Zeitschriften vor Augen. Jetzt kaufe ich mir etwas weitere Hosen. Mein Freund meint, dass ich dadurch sogar weiblicher wirke. Mit meinen Beckenknochen und meiner Hüftweite habe ich mich allmählich angefreundet. Allerdings trage ich im Schwimmbad einen Badeanzug. Ich habe festgestellt, dass mir Bikinis nicht stehen. Natürlich ist das Problem nicht ganz weg, unsicher fühle ich mich immer wieder. Neulich wurde meine Kollegin von unserer Chefin gelobt, ich nicht. Fast automatisch schaute ich an mir herunter auf meine Hüften. Dann merkte ich, was los ist. »Aha, jetzt schiebst du es wieder auf deine Hüften«, habe ich mir dann innerlich sagen können. Oder neulich, nach dem ersten Abend im Tanzkurs. Ich fühlte mich da etwas unbeholfen, tollpatschig. Als ich meinen Freund und mich dann mit den anderen Paaren verglich, hatte ich schlechte Laune. Danach hatte ich mir noch ein Modejournal angeguckt. Das gab meiner Stimmung doch fast den Rest. Am Abend habe ich dann nur noch einen Joghurt gegessen. Wenn es ein Magerjoghurt gewesen wäre, hätte ich den genommen, aber den kaufe ich seit meiner Behandlung nicht mehr. Der Drang zu versuchen, meinen Körper irgendwie anders hinzukriegen, ist also immer wieder mal da. In solchen kritischen Situationen, die für andere von außen vielleicht ganz belanglos aussehen, fühle ich mich körperlich schnell unwohl. Zum Glück kann ich das jetzt korrigieren. Ich schwimme regelmäßig einmal in der Woche mit einer Freundin, morgens mache ich Gymnastik für meinen Rücken und meinen Bauch, so ca. 20 Minuten. Das habe ich mit meiner Krankengymnastin besprochen. Das reicht mir eigentlich. Wenn ich sehr gestresst bin, mache ich auch Körperübungen, die ich in der Klinik gelernt habe, zum Beispiel indem ich mich entspannt hinlege und in meine unterschiedlichen Körperregionen hineinatme und dem nachspüre.*

Anna (20), früher magersüchtig

Ich wollte so sein wie meine Mitschülerin

» *In der Therapie bin ich darauf gekommen, dass ich schon lange das Gefühl hatte, dass meine Hände zu groß und zu kräftig sind, im Vergleich zu meinem sonstigen Körper, meine ich. Dieses Gefühl wurde mir von anderen bestätigt: Zum Beispiel sagten meine Eltern manchmal »Pranken«. Das hat natürlich sehr wehgetan. Irgendwie hatte ich den Drang, das zu verändern. Ich wollte gerne zierliche Hände haben, so wie eine Mitschülerin, die auch noch gut Geige spielte. Die hatte ich immer vor Augen. In der Phase meiner Erkrankung hatte ich dann noch riesige Angst, dass mein Bauch immer dicker werden könnte. Der wölbte sich nämlich hervor. Erst im Nachhinein habe ich kapiert, dass das durch das Hungern kam. Je dünner ich wurde – zeitweise hatte ich nur noch einen BMI von 14 –, desto mehr trat der Bauch hervor und desto mehr Angst bekam ich, dass das noch stärker werden könnte, wenn ich wieder normaler esse. Irgendwie hatte ich überhaupt nicht begriffen, dass die Gedärme ihren Platz brauchen und den auch beanspruchen, und dass das sich umso stärker auswirkt, je dünner ich bin. Als meine Körpertherapeutin in der Klinik mir das erklärte, habe ich ihr das zuerst nicht geglaubt. Ich dachte, die wollte mich überreden, so wie meine Eltern und meine Geschwister. Ich hatte eine total verzerrte Wahrnehmung. Zuerst habe ich nur unter Druck normaler gegessen. Allmählich merkte ich dann, dass sich meine Proportionen doch verschoben. Nun empfinde ich meinen Bauch als ziemlich normal, meistens jedenfalls. Meine Hände wirken auch nicht mehr so groß. Die starken Handknochen habe ich wohl von meinem Vater geerbt. Inzwischen sehe ich hier auch die Vorteile. Ich mache selbst gerne mal etwas Handwerkliches, habe bei uns im Keller so eine Werkbank für mich eingerichtet. Ich merke auch, dass Jungs das ganz gut finden, wenn ich da selbstbewusster bin und nicht so schwach wirke. Ich habe jetzt auch zum ersten Mal einen Freund. In der Magersuchtphase war ich eine Zeit lang jeden Tag im Fitnessstudio. Durch die Therapie hat das aber auch nachgelassen. Das Vergleichen mit anderen Mädchen tritt immer noch manchmal auf. Automatisch schaue ich auf die Hände und auch auf den Bauch. Meistens haben diese Situationen mit Leistung und mit »gut ankommen« bei anderen zu tun. Jetzt kann ich das aber zuordnen und komme gut damit klar.*

Übungen für Körper, Geist und Seele

Es gibt zahlreiche Körperwahrnehmungs- und Entspannungsübungen, die Betroffenen helfen, mit sich und ihrem Körper in Einklang zu kommen. Einige bewährte stellen wir Ihnen vor.

Die folgenden Übungen können Sie alleine oder zusammen mit einer vertrauten Person durchführen. Sie helfen Ihnen, Ihren Körper und seine Fähigkeiten besser wahrzunehmen, Ihr Aussehen und Ihre Figur akzeptieren zu lernen und zufriedener zu werden, sie lassen Sie Ihre Umgebung und sich selbst bewusster wahrnehmen. Die Konzentration hierauf hilft auch, von den Gedanken ans Essen und Hungern loszukommen.

Achtsamkeitsübungen

Sehen: Schauen Sie sich einen Baum im Park oder vor Ihrem Fenster an - den Stamm, die Verzweigungen der Äste, die Blätter, die Bewegungen im Wind ... Oder schauen Sie sich ein Bild an, das Ihnen gefällt - die Farbabstufungen, die Gegenstände oder Personen, die Gesichtsausdrücke, Gestik, Mimik ...

Hören: Hören Sie Musik, die Ihnen gefällt, oder spielen Sie selbst ein Instrument. Es muss nicht perfekt sein - einfach so, wie Ihnen gerade zumute ist, oder hören Sie auf das Rauschen der Bäume im Park, das Vogelgezwitscher, die Geräusche in der Nacht, den prasselnden Regen... Beruhigt er Sie vielleicht?

Berühren: Nehmen Sie ein Bad oder duschen Sie, spüren Sie das Wasser auf Ihrem Körper, cremen Sie sich anschließend ein; lassen Sie sich massieren ... Was spüren Sie? Was tut Ihnen gut?

Schmecken: Trinken Sie einen Tee oder einen Kaffee. Probieren Sie vielleicht mal eine neue Sorte aus. Was schmecken Sie? Was ist anders als sonst? Was ist vertraut?

Riechen: Riechen Sie an den Blumen oder Kräutern auf Ihrem Balkon, zünden Sie eine Duftkerze an oder probieren Sie ein neues Parfüm. Was riechen Sie? Wie wirkt es auf Sie?

Für ein besseres Körpergefühl

Sehen Sie sich im Spiegel an und formulieren Sie etwas Positives über sich und Ihr Aussehen.

Was gefällt Ihnen an Ihrem Gesicht, Ihrem Körper? Vielleicht sind es Ihre Augen, vielleicht Ihr Mund, Ihre Haarfarbe ... Benennen Sie es.

Wenn Ihnen etwas Kritisches einfällt, versuchen Sie, dies umzuformulieren. Was könnte der Vorteil dessen sein, was Sie kritisieren?

Entspannungsübungen

Setzen oder legen Sie sich bequem hin. Richten Sie Ihre Aufmerksamkeit auf die Atmung und beobachten Sie, wie die Luft in Ihren Körper ein- und wieder ausströmt. Spüren Sie, wie sich dabei Ihr Bauch hebt und senkt.

Lassen Sie mit jedem Atemzug etwas mehr los und schicken Sie Ihren Atem dorthin, wo die Verspannungen sitzen.

Stellen Sie sich nun vor, dass sich mit jedem Ausatmen die Verspannungen etwas mehr lösen. Kehren Sie mit Ihrer Aufmerksamkeit immer wieder zu Ihrer Atmung zurück und lassen Sie dabei mehr und mehr los.

Reise durch den Körper

Setzen oder legen Sie sich bequem hin. Spüren Sie Ihre Ein- und Ausatmung. Konzentrieren Sie sich nur darauf. Tauchen Gedanken auf, lassen Sie diese einfach vorüberziehen und kehren Sie mit Ihrer Aufmerksamkeit wieder zu Ihrer Atmung zurück.

Lassen Sie nun den Atem nacheinander in verschiedene Teile Ihres Körpers strömen: Beginnen Sie mit den Haaren, dem Kopf und Ihrem Gesicht, gehen Sie dann weiter über die Schultern, die Arme und atmen Sie bis in die Fingerspitzen. Danach atmen Sie bewusst in Ihren Nacken, Ihre Schultern, Ihren Rücken bis zum Gesäß.

Mit einem neuen tiefen Atemzug atmen Sie in Ihre Brust, Ihren Bauch, Ihren Unterleib, über die Oberschenkel und Beine bis hin zu den Fußspitzen.

Lassen Sie nun die Luft noch einmal nacheinander in all die Teile Ihres Körpers strömen, die Ihnen einfallen, und senden Sie damit Ihre Wertschätzung dorthin. Schicken Sie Ihren Atem auch zu den Körperteilen, die vielleicht nicht so aussehen, wie Sie es möchten. Wenden Sie sich auch diesen Körperteilen mit freundlicher Aufmerksamkeit zu.

Zum Abschluss spüren Sie noch einmal Ihren Körper in seiner Gesamtheit und achten dabei bewusst auf Ihre Ein- und Ausatmung.

Mit Gefühlen und Bedürfnissen richtig umgehen

Menschen werden wesentlich durch Emotionen geleitet, weniger durch das bewusste Wahrnehmen oder die Vernunft. Gefühle kommen nicht »einfach so«. Sie sind wichtige Signale, die uns zeigen, ob etwas, was wir wahrnehmen oder denken, »in Ordnung« ist oder nicht. Gefühle sind niemals »falsch« oder «richtig«. Sie sind zunächst »da« und als solche zu erkennen und zu respektieren.

Es gibt eine Vielzahl von Gefühlen, die es zu erkennen gilt: Ärger oder Wut, Trauer oder Enttäuschung, Freude, Scham, Schuld, Neid, Langeweile und viele mehr.

Niemand ist für seine Gefühle verantwortlich, aber man ist dafür verantwortlich, wie man mit ihnen umgeht! Das Wahrnehmen von Gefühlen und den Umgang mit ihnen kann man erlernen.

Alle Formen von Psychotherapie bei Essstörungen bemühen sich darum, dass die Betroffenen wieder einen Zugang zu ihren Emotionen bekommen; das heißt auch, freier von Angst, Schuld- und Schamgefühlen empfinden zu können. Gestörtes Essverhalten ist oft ein Ersatz für nicht gespürte und dadurch auch nicht angemessen verarbeitete Emotionen. Oft wird gestörtes Essverhalten auch eingesetzt, um unangenehme Gefühle zu unterdrücken.

Zugang zu Emotionen entwickeln

Viele Betroffene spüren zu Beginn einer Therapie wenig. Sie fühlen sich oft nur »schlecht«, statt konkret traurig, verärgert, beschämt, enttäuscht oder neidisch. Manche spüren keine Müdigkeit oder Erschöpfung, sondern stattdessen lediglich Hunger. Auch die Wahrnehmung des Körpers und körperlicher Bedürfnisse ist durch die Essstörung häufig gestört und verzerrt. Auch hier bemühen sich alle Therapieformen, dass die Betroffenen wieder einen Zugang zu ihren Empfindungen und Bedürfnissen entwickeln und diese differenzierter zu spüren lernen. Hier entwickelt jede Person ihren eigenen Weg. Es gibt keine vorgeschriebenen Bahnen, sondern nur Möglichkeiten, die einem entsprechen müssen.

Auch nach einer Therapie kann es immer wieder schwerfallen, in angespannten oder Drucksituationen die eigenen Emotionen zu spüren, sie zuzulassen und angemessen mit ihnen umzugehen. Auch hier gilt es, sich selbst genug Zeit und Raum zu geben.

Vor allem der Zustand von Langeweile ist häufig eine Situation, in der essgestörtes Verhalten auftritt. Viele Personen mit Essstörungen können mit sich selbst wenig anfangen. Alleinsein wird wie Einsamkeit oder Leere erlebt. Gerade nach einem Klinikaufenthalt, bei dem man ständig mit anderen zusammen war, oder nach einer betriebsamen Woche in der Schule, der Uni oder am Arbeitsplatz können diese Gefühle besonders stark auftreten. Mit der Zeit sollte man die Fähigkeit entwickeln, mit sich allein klarzukommen, ohne sich sofort einsam zu fühlen. Wie gesagt: Mit der Zeit …

Die eigenen Gefühle wahrnehmen

Wenn Sie eine Spannung in sich spüren, die Sie nicht einordnen können, unruhig, rastlos, schlecht gelaunt oder »hungrig« sind (obwohl Sie vor kurzem gegessen haben), dann versuchen Sie, innerlich einen Schritt zurückzutreten. Spüren Sie zunächst der Anspannung in Ihrem Körper nach. Wo sitzt diese? Wie zeigt sie sich? Verspannt sich Ihr Schulter- und Nackenbereich? Knibbeln Sie an den Fingern? Empfinden Sie Magendrücken? Möchten Sie am liebsten loslaufen? …

Versuchen Sie, sich zu erinnern, seit wann Sie so empfinden, wann und wie diese Spannung in Ihnen aufgetreten ist. War der Auslöser vielleicht ein Telefongespräch? Eine E-Mail? Eine SMS? Ein Facebook-Eintrag? Eine Erinnerung? Eine Bemerkung des Lehrers, des Kollegen, der Freundin? Eine Meldung im Radio? Ein merkwürdiger Blick von jemandem in der U-Bahn? Was verbinden Sie damit?

Lassen Sie zu, was innerlich in Ihnen aufkommt. Versuchen Sie, das unbehagliche Gefühl zu ertragen und eine Weile auszuhalten.

Was würden Sie jetzt am liebsten tun, um das Unangenehme schnell »wegzukriegen«? Essen? Erbrechen? Einen Tag hungern? 20 Kilometer laufen? Lieber nicht! Es gibt andere Möglichkeiten!

Alternativen zum Hungern oder Essen entwickeln

Vielen Betroffenen hilft es, sich eine Liste möglicher alternativer Tätigkeiten anzulegen. Wenn der Drang zum Essen aufsteigt oder auch der Zwang zum Hungern, zum Auslassen von Mahlzeiten oder wenn die starke Beschäftigung mit Figur und Aussehen wieder dominant wird, kann man ein Kärtchen aus einer Schachtel ziehen und sich zunächst einmal, wenn möglich und passend, der dort aufgeschriebenen Tätigkeit widmen.

Es gibt viele Möglichkeiten, etwas zu tun, um Abstand zu gewinnen und auf andere Gedanken zu kommen:

- Musik hören
- eine Tasse Tee auf dem Balkon trinken
- einen Spaziergang im Park machen
- etwas schreiben
- einen Film anschauen oder ins Kino gehen
- am Computer spielen

- eine Runde Fahrrad fahren oder Inlineskaten
- ein warmes Bad nehmen
- Pediküre, Maniküre, Gesichtsmasken o. Ä.
- bügeln, putzen oder die Wohnung aufräumen
- eine Freundin anrufen und schildern, wie einem zumute ist
- Atem-, Entspannungs- oder Yogaübungen machen

Anja (17), ehemals magersüchtig

Endlich spüre ich meine Bedürfnisse wieder

» *Bei uns zu Hause war es immer sehr ruhig, heute würde ich sogar sagen: etwas gedrückt. Meine Eltern waren sehr mit ihren Jobs beschäftigt. Meinungsverschiedenheiten wurden eigentlich nie richtig ausgetragen. Wenn meine Mutter beispielsweise meinen Vater kritisierte, etwa wegen seines Rauchens, dann blieb er einfach stundenlang vor seinem Computer hocken und schwieg uns alle an. Meine Mutter ist ähnlich. Sie beschwert sich zwar bei uns Kindern über ihre Kolleginnen und auch über unseren Vater, aber ich habe noch nie erlebt, dass sie jemandem die Meinung direkt ins Gesicht gesagt hat. Bei uns zu Hause ist das einfach nicht üblich. Zum Beispiel hat sich mein Vater eigentlich immer geärgert, wenn seine Schwiegermutter länger bei uns zu Besuch blieb. Er mag sie nicht besonders, das ist deutlich zu spüren und das sagt er auch – allerdings nur, wenn sie nicht dabei ist, und auch nicht zu meiner Mutter, sondern nur zu uns Kindern.*

Ich selbst werde richtig selten wütend. Ich merke erst langsam, dass ich das eigentlich oft bin, aber dann schnell beiseitedränge. Jetzt merke ich auch, dass mein Hungern manchmal dazu da war, das Spüren von eigenen Bedürfnissen, Interessen und auch von Ärger beiseitezudrängen. Wenn ich Hunger hatte, war ich ja automatisch immer nur mit diesem Gefühl beschäftigt. Eine Neigung dazu besteht heute noch. Ich erwische mich manchmal schon dabei, dass ich überlege, wie ich mein Essen einschränken kann, wenn ich mich gerade mit meiner Freundin nicht verstehe. Hungern statt meine Meinung zu sagen – in der Therapie wurde ich immer wieder darauf aufmerksam gemacht. Das typische Magersuchtverhalten ist jetzt überwunden. Ich bin fast normalgewichtig, und meine Regelblutung kommt auch wieder. Allerdings muss ich – immer wieder – noch sehr darauf achten, was ich gerade empfinde und möchte, und überlegen, wie ich das ausdrücken kann. Das lerne ich erst langsam. Das ist ja auch kein Wunder: 15 Jahre lang, bis ich die Behandlung begonnen habe, war es ja schließlich ganz anders.

Susanne (42), esssüchtig

Mit der Gitarre spiele ich Töne, die meiner Stimmung entsprechen

» *Ich war wegen meiner Fressanfälle in stationärer Therapie, davor und danach ambulant. In der Klinik hat mir am meisten die Musiktherapie geholfen. Ich bin überhaupt nicht musikalisch, habe auch nie ein Instrument gelernt. Trotzdem fand ich es nach einiger Zeit, als ich mein Schamgefühl etwas überwunden hatte, gut, die verschiedenen Instrumente auszuprobieren und einfach zu sehen, welche Töne gerade zu mir passen könnten. Das habe ich beibehalten. Ich habe mir nach der Therapie eine Gitarre gekauft und habe sogar noch einen Kurs belegt. Ich bin keine tolle Gitarrenspielerin, aber abends oder am Wochenende setze ich mich oft für 20 Minuten hin und schlage einfach die Saiten an. Dabei probiere ich für mich aus, welche Töne oder welche Akkorde meiner Stimmung am ehesten entsprechen. Das variiere ich ein bisschen. Auch so bekomme ich Abstand und merke, wie es mir geht. Ob ich wütend bin oder traurig, enttäuscht oder ob ich mich freue, ob ich Schuldgefühle habe, mich schäme oder mich langweile. Mir hilft es auch, mich mit dem Musizieren abzulenken, wenn ich ab und zu noch den Drang nach einem Essanfall verspüre. Meinen Mann nervt das Geklimper zwar manchmal, aber mir ist das egal. Ich mache es für mich, und es hilft mir – das ist die Hauptsache.*

Marion (46), Mutter eines magersüchtigen Mädchens

Soll ich sie ansprechen oder nicht?

» *Julia ist noch in ambulanter Therapie, vorher gab es drei stationäre Aufenthalte. Erst beim letzten wurden wir, mein Mann und ich, wirklich mit einbezogen – es gab mehrere Familiengespräche und ein Elternseminar. Unsere anderen Kinder waren auch bei einem Familiengespräch dabei. Das hat uns schon sehr geholfen. Trotzdem bin ich manchmal ziemlich unsicher. Mir wurde gesagt, ich bin zu dicht an meiner Tochter dran. Na ja, das kann schon sein. Ich wollte es anders machen, als ich es selbst aus meinem Elternhaus kannte, wo es ziemlich diktatorisch zuging. Ich wollte meinen Kindern mehr auf Augenhöhe begegnen. Neulich hatte ich den Eindruck, Julia bedrückt etwas. Ich war mir nicht sicher, ob ich sie ansprechen sollte oder nicht. Ich will ja nicht zu dicht dran sein. Nach ein paar Tagen habe ich es doch gemacht: »Ich habe den Eindruck, du hast etwas auf dem Herzen. Natürlich kann ich mich da auch täuschen. Wenn du möchtest, können wir drüber sprechen.« Julia war zuerst verärgert: »Das denkst du bloß. Da ist nichts. Alles gut.« Meine Antwort bestand aus einem Halbsatz: »Naja, das war eben mein Eindruck, aber wie gesagt …« Ich habe mich dann wieder mehr um die beiden Jüngeren gekümmert. Einige Tage später kam sie dann auf die Veranda: »Mit Susanne (ihrer Freundin) läuft es zurzeit scheiße …« So kamen wir dann doch ins Gespräch.*

Probleme und Konflikte angehen

Zum richtigen Umgang mit Gefühlen und Bedürfnissen gehört es auch, Unstimmigkeiten anzusprechen. Sie sollten sich angewöhnen, Konflikte mit anderen möglichst direkt anzugehen. Sie werden eine ganze Weile Schwierigkeiten haben, Wichtiges von Unwichtigem zu unterscheiden und hier ein Maß für sich zu finden. In Ihrer Therapie werden Sie dabei unterstützt: Was lohnt sich anzusprechen? Worüber sollte ich hinwegsehen? Bin ich zu großzügig? Bin ich kleinkariert? Ist meine Wut berechtigt? Sollte ich auch mal laut werden oder lieber cool bleiben? Alles rauslassen oder gar nichts sagen? Das werden Sie sich immer wieder fragen. Hier hilft nur »Versuch und Irrtum« sowie Rückmeldung von anderen einholen. Sie werden auch mal danebenliegen. Sich zu entschuldigen, wenn man mal zu weit gegangen ist, ist keine Schande.

Wichtig ist zu merken, was man eigentlich möchte, die eigenen Bedürfnisse klar zu formulieren, seine Gefühle zu äußern und zu lernen, auch mal Nein zu sagen und seinen Standpunkt beizubehalten.

Für viele Betroffene ist es hilfreich, sich auf Konfliktsituationen vorzubereiten. Das innere Vorwegnehmen und Durchspielen von möglichen Spannungssituationen ist dabei ein wichtiges Hilfsmittel. Machen Sie sich Gedanken, welchen Standpunkt Sie vertreten, formulieren Sie eventuell ein paar Aussagen und schreiben Sie diese auf. Auch das Durchspielen vergangener Situationen hilft, mit diesen zukünftig besser fertigzuwerden. Sie können sich für diese Übung auch Hilfe, zum Beispiel von Ihrem Partner oder einer Freundin, holen und die Problemsituation als Rollenspiel durchführen. Angemessenes Verhalten in diesen Situationen ist Übungssache und niemandem in die Wiege gelegt. Auch während oder nach erfolgreichen Therapien ist in der Regel Unterstützung durch andere Personen notwendig. Auch hier gilt: Therapie ist Hilfe zur Selbsthilfe.

Resi (42), litt an Binge-Eating

Ich konnte nie Nein sagen, wenn jemand was wollte

» *Ich habe schon seit Jahren Übergewicht und werde es erst allmählich los. Vor gut eineinhalb Jahren wurde auch noch Diabetes festgestellt. Ich wurde von meinem Arzt zum Psychotherapeuten überwiesen. Ich wusste zuerst gar nicht, weshalb. Zu Hause war ich Mädchen für alles. Nach meinem Job in der Bank war ich auch noch Hausfrau. Wenn mein Mann von der Arbeit kam, erwartete er, dass alles picobello geputzt war und ein warmes Essen auf dem Tisch stand. Schon das setzte mich unter Druck. Abends ging er dann oft noch einmal weg, entweder in den Schuppen oder in die Dorfkneipe. Meine Schwiegereltern wohnen im Haus gegenüber. Die wollen auch immer was von mir. Oft muss ich sie irgendwohin fahren. Obwohl ich selbst kaum Zeit hatte, hatte ich große Schwierigkeiten, Nein zu sagen. Abends, wenn mein Mann weg war, futterte ich dann noch einmal richtig. Ich leerte alle Töpfe, in denen noch Reste vom Abendessen drin waren. Und danach gab es meistens noch Schokolade oder Schwarzwälder Kirschtorte, die ich mir schon vorher aus der Tiefkühltruhe geholt und aufgetaut hatte. Mir ist erst im Laufe der Zeit klar geworden, wie wenig ich auf mich achte. Hiermit habe ich jetzt angefangen. Aber es ist schwer zu merken, wann man überrollt wird, und zu realisieren, was man selbst in welcher Situation will. Um diese Situationen besser zu erkennen und den Umgang mit ihnen zu üben, habe ich mit meinem Therapeuten Folgendes erarbeitet: Abends überlege ich, was am nächsten Tag ansteht und welche Aufgaben auf mich zukommen könnten. Ich gehe den Tag schon einmal innerlich durch. Ich überlege auch, wo es Interessenunterschiede, Meinungsverschiedenheiten oder sogar Konflikte geben kann. Dann versuche ich, mir meinen Standpunkt zu überlegen. Manchmal formuliere ich im Kopf Sätze vor, die ich sagen möchte, teilweise schreibe ich diese sogar auf. Dadurch, dass ich mich gut vorbereitet fühle, schlafe ich nun auch besser. Früher habe ich oft aus Angst die Gedanken an den nächsten Tag vermieden und stattdessen oft gegessen. Die Angst habe ich gar nicht bewusst bemerkt. Jetzt spüre ich sie, aber ich stelle mich ihr. Natürlich passiert es mir immer wieder auch mal, dass ich ganz überraschend mit unangenehmen Situationen konfrontiert bin. Manchmal reagiere ich dann übereilt in meinem alten Muster, in dem ich zu schnell ja sage. Ich lasse mir dann am Abend den vergangenen Tag noch mal durch den Kopf gehen. So wird mir in der Regel vieles klarer und ich kann schrittweise an mir arbeiten.*

Yvonne (36), früher essgestört

Jeden Tag mache ich etwas, das mich erfreut

» *Früher bin ich morgens, sobald der Wecker klingelte, aus dem Bett gesprungen, habe schnell geduscht, mich angezogen, bin dann in die U-Bahn gehetzt und ab zur Arbeit. Manchmal habe ich mir an einem Stand noch einen Coffee to go gekauft, um auf Touren zu kommen. Manchmal blieb dazu auch keine Zeit. Jetzt habe ich mir im Laufe der Zeit angewöhnt, den Wecker eine halbe Stunde früher zu stellen. Dann springt eine CD an, die ich mir am Abend vorher ausgesucht habe. Ich höre im Bett morgens zwei oder drei Lieder, meistens etwas ruhiger, und dabei überlege ich, was ich heute Gutes für mich tun, worauf ich mich freuen kann. Diese Zeit nehme ich mir inzwischen. Dann freue ich mich auch etwas auf den Tag, selbst wenn es vermutlich wieder sehr stressig werden wird. Das ist für mich so eine Insel, die ich dann ansteuern kann. Vorher konnte ich das nicht, weil ich überhaupt jedes Nachdenken möglichst vermieden und mich einfach irgendwie in die Aufgaben gestürzt habe. Heute gelingt es mir besser, etwas Abstand zu halten. Ich achte insgesamt mehr auf meine Grenzen. Dabei hilft mir die Vorstellung an das Angenehme. Das sind manchmal nur Kleinigkeiten, die anderen wahrscheinlich lächerlich vorkommen. Neulich habe ich bei einer alten Bekannten aus der Schule angerufen. Das hatte ich schon lange vor mir hergeschoben. Ich hatte mich darauf gefreut, mich aber nicht so richtig getraut. Es war dann sehr angenehm. Oder ich bin einfach zu meiner Nachbarin gegangen, habe sie gefragt, ob wir nicht zusammen noch ein Glas Wein trinken wollen, oder ich lege mich einfach mal in die Badewanne oder fahre abends noch eine kleine Runde mit dem Fahrrad, setze mich zu Hause nicht gleich wieder an den Computer. Dies sind natürlich nur kleine Steine im Mosaik, aber für mich sind es sehr wichtige Steine geworden.*

Verzerrtes Denken überprüfen

Essgestörte sind gegenüber Kritik sehr anfällig, fühlen sich unzulänglich und machtlos und haben oft Selbstwertprobleme. Schon kleine Fehler, vermeintlich oder wirklich, können innere Katastrophen und inneren Druck für einen Rückfall erzeugen. Dabei spielen oft automatisierte Verzerrungen in Wahrnehmung und Denken eine Rolle:

Alles oder nichts, immer oder nie: »Auf meinem T-Shirt ist ein kleiner Kaffeefleck. Ich fühle mich total dreckig und würde mich am liebsten ganz umziehen.«

Übergeneralisierung: »Ich habe in die Excel-Tabelle einen falschen Wert eingetragen. Das ganze Schaubild stimmt nicht. Die gesamte Präsentation ist schlecht. Ich lerne es einfach nie!«

Das Positive wird entwertet: »Das habe ich zwar gut geschafft. Aber das war Zufall. Er hat mich wegen meines Aussehens gelobt, aber er will mir doch nur gut zureden, mich trösten.«

Gefühl ist gleich Wahrnehmung: »Ich fühle mich dick, also bin ich dick.«

Gedankenlesen: »Ich weiß genau, was die anderen jetzt denken, wo ich die Blumen für die Einladung zu Hause vergessen habe.«

Personalisieren: »Mal wieder typisch, dass die S-Bahn zu spät kommt. Das passiert auch nur mir.«

»Sollen« und »Müssen«: »Ich sollte zum Geburtstag, was denken sonst die anderen?« »Ich muss noch eine Stunde bleiben, obwohl ich nicht mehr kann, sonst wird der Chef sicher ärgerlich.«

Der »seelische Filter« lässt nur Negatives durch. Diese Art der Kritik hat nichts mit gesunder Selbstreflexion zu tun, mit der wir alle unser Verhalten und Erleben immer wieder betrachten sollten. Diese Kritik führt zu Selbstbeschuldigung und Gefühlen von Scham und Versagen. Diese zeigen sich oft nur in einem unbestimmten Druckgefühl.

Sie fühlen sich »schlecht«, können das aber nicht richtig verorten? Eventuell ist hier wieder Ihre »innere Kritikerin« aktiv. Für die sind Sie nie gut genug. Sie findet immer etwas Schlechtes. Eine hartnäckige Gegnerin!

Die innere Kritikerin bezieht ihre »Energie« nicht selten aus aufgestautem Ärger, den die Betroffenen nicht angemessen äußern können. Dieser wird dann gegen die eigene Person gerichtet – in Form übertriebener, ja vernichtender Kritik. Je mehr Betroffene dazu kommen, ihren Ärger angemessen auszudrücken, desto weniger stark ist die innere Kritikerin. Mit dieser umzugehen, ist ein ebenso langer Weg, wie mit der Störung des Körperbildes fertigzuwerden.

Generell gilt: Hinterfragen Sie. Sind Sie in eine der oben genannten Fallen geraten? »Bin ich wieder in das gleiche Muster verfallen? War der Fehler wirklich so groß?« Seien Sie sich bewusst: Das wird Ihnen noch häufiger passieren, Sie können es nicht verhindern. Aber Sie können mit der Zeit daraus lernen.

Was können Angehörige tun?

Was gern gemacht wird, aber nicht hilft, ist zu beschwichtigen. Das führt oft dazu, dass der inneren Kritikerin noch mehr Recht gegeben wird. Nehmen Sie die Selbstkritik Ihrer Tochter oder Ihrer Partnerin ernst. Ihr geht es tatsächlich so. Sie hat (zu) hohe Maßstäbe, an denen Sie sich misst.

»Ich sehe, dass du dich damit quälst, in der Klausur etwas schlechter abgeschnitten zu haben. Das tut mir leid. Ich persönlich finde das nicht so gravierend, aber dir geht es offensichtlich anders damit.«

Dabei gilt wie bei allem: Überprüfen Sie die eigenen Maßstäbe, auch die, die Sie an sich selbst anlegen. Nur glaubwürdige Äußerungen kommen auch an. Essgestörte – und nicht nur die – merken sehr schnell, wenn mit zweierlei Maß gemessen wird.

Es darf auch mal ein bisschen weniger perfekt sein!

In möglichst allen Bereichen - von Beruf, Familie, Freizeit bis hin zum Körper - perfekt zu sein, danach streben viele.

Zwar kann sich niemand den Diktaten seiner Zeit oder ökonomischen Zwängen, z. B. Arbeitszeiten, entziehen. Dennoch kann man individuell gegensteuern. Die gute alte Regel »Alles mit Maß« hilft auch hier, wobei es auch zum Leben gehört, mal über die Stränge zu schlagen - das wäre ebenfalls ein »Maß«.

Stellen Sie sich öfter mal die Fragen: Wohin möchte ich und wie will ich leben? Was ist für mich wirklich wichtig?

Prüfen Sie nicht nur, was Sie alles noch tun, erreichen oder haben sollten, sondern auch, worauf Sie verzichten können. Sie werden feststellen, dass manches, was Ihnen bisher wichtig oder notwendig erschien, beides gar nicht ist.

Die Veränderung von Persönlichkeitszügen ist etwas Langwieriges und nur begrenzt möglich. Auch durch eine lange und intensive Psychotherapie wird niemand ein »neuer Mensch«. Das ist auch durchaus gut so. Denn unsere Persönlichkeit hat sich aus guten Gründen so entwickelt, wie sie ist, auch wenn manches in einer bestimmten Lebenssituation hinderlich, störend oder sogar krankmachend ist. Wer sich erlaubt, nicht immer und überall perfekt sein zu müssen, hat gute Chancen, den Kampf gegen die Essstörung zu gewinnen.

Soziale Beziehungen pflegen

Personen mit Essstörungen haben oft Probleme im Kontakt mit ihren Mitmenschen, bis hin zu ausgeprägten sozialen Ängsten. Eine Essstörung kann auch ein Versuch sein, hiermit umzugehen, z. B. sich mit einer vermeintlich idealen Figur besser sehen lassen zu können oder sich durch Hungern anderen gegenüber kontrollierter und damit überlegen zu fühlen und so das Selbstwertgefühl zu verbessern.

Essstörungen beeinträchtigen zudem die zwischenmenschlichen Beziehungen erheblich. Das Denken und Verhalten der Betroffenen wird oft völlig davon eingenommen, was wann und in welchen Mengen gegessen wird, wie Essen vermieden wird, wann der nächste Essanfall stattfinden oder wann ungestört erbrochen werden kann.

Essgestörte leben in zwei Welten – der Welt der Essstörung und der Welt der anderen Menschen, bei denen sich nicht alles nur um Essen oder Nicht-Essen dreht. Insbesondere bei Magersüchtigen, in geringem Maße auch bei Bulimikerinnen und Personen mit Essanfällen, findet eine »Scheidung« von der normalen Realität in der Art statt, dass die Betroffenen zwar äußerlich durchaus vernünftig und einsichtig erscheinen, ihr Inneres aber völlig anders aussieht. In ihnen ringen zwei Seelen miteinander: Ein Teil möchte gesund werden und funktioniert »normal«, ein anderer Teil, das »essgestörte Selbst«, arbeitet dagegen. Diese Spaltung kann nur allmählich aufgehoben werden. Auch Angehörige müssen damit klarkommen und sollten den gesunden Teil unterstützen.

Jeder Mensch braucht Kontakte

Sie selbst können Ihre Essstörung bekämpfen, aber Sie können es nicht allein! Wichtig ist für Sie als Betroffener, wieder auf andere zuzugehen, Kontakte bzw. Freundschaften wiederzubeleben oder neu zu knüpfen. Die Krankheit oder Klinikaufenthalte haben die Beziehungen zu anderen unterbrochen oder verstärken die soziale Unsicherheit. Kontakte, die Sie während des Klinikaufenthaltes geknüpft haben, sollten Sie natürlich weiter pflegen. Manche Kliniken organisieren »Ehemaligentreffen« oder »Refresher-Aufenthalte«, bei denen sich Betroffene über Erfahrungen im Alltag außerhalb der Klinik austauschen und sich so unterstützen können. Das sollten Sie möglichst wahrnehmen. Aber es ersetzt nicht den Alltag, das Leben zu Hause. Beziehungen aufzunehmen ist eine schwierige Aufgabe. Sie sollten daher Ihre Ansprüche an sich und andere nicht zu hoch stecken. Verabreden Sie sich auch mit Leuten, die Ihnen nicht hundertprozentig liegen. Manchmal entdeckt man auch hier Seiten, mit denen man gut zurechtkommt. Und wenn nicht? Dann eben nicht. Beziehungen sind immer auch ein Stück »Versuch und Irrtum«. Und sie sind immer mehr oder weniger Kompromisse. Es gibt keine Person auf der Welt, die einem »alles« bieten kann.

Beziehungen müssen nicht immer sofort eng sein. Das Muster »Wir verstehen uns einmalig toll« im Wechsel mit »Mit dem/der versteh ich mich überhaupt nicht mehr« (schwarz oder weiß, ganz oder gar nicht) ist bei Essstörungen immer wieder zu finden. Der Riesenerwartung folgt dann oftmals die Riesenenttäuschung.

Besser ist es, Beziehungen langsam angehen zu lassen, zunächst lockere Verbindungen einzugehen: eine Wandergruppe, ein Sprachkurs, ein Chor, ein Tennisclub, eine Malgruppe, ein Yoga-Kurs … All das kann auf dem Weg helfen.

Wenn Beziehungen problematisch sind

Beziehungen sind immer wieder auch mit Zurückweisungen, Enttäuschungen und Fehlschlägen verbunden. Hiermit sollten Sie rechnen. Prüfen Sie, ob Ihr Gefühl von Zurückweisung und Enttäuschung gerechtfertigt ist. Sicher haben Sie auch schon mal jemandem abgesagt oder waren in einem Gespräch nicht so wirklich bei der Sache.

Problematisch wird es, wenn Beziehungen völlig einseitig werden, wenn Sie immer nur auf den anderen zugehen, dieser aber nicht auf Sie, wenn Sie immer wieder an Menschen geraten, die Sie unterstützen müssen, von denen aber nichts kommt, wenn Sie Hilfe benötigen.

Geraten Sie immer wieder in solche Muster, lässt sich das vermutlich nur mithilfe einer (weiteren) Therapie verändern. Dasselbe gilt für ausgeprägte sexuelle Probleme, für Hemmungen genauso wie für »wahllose« Kontakte. In diesen Fällen sollten sie sich professionelle Unterstützung holen.

Hinweise für Angehörige

Als Angehörige sollten Sie die Kontaktversuche Ihres Kindes oder Ihrer Partnerin unterstützen; auch dann, wenn Sie nicht hundertprozentig von den Kontakten »überzeugt« sind. Als Eltern muss man nicht mit den Freunden seiner Kinder befreundet sein. Vermutlich hatten Sie auch Kontakte, von denen Ihre Eltern nicht gerade begeistert waren. Wenn Sie hier jedoch große Probleme sehen, die der Besserung der Essstörung oder der Entwicklung Ihres Kindes generell im Wege stehen, müssen Sie selbstverständlich etwas sagen, z. B. wenn Ihre Tochter in einer Gruppe von Mädchen ist, die über das Dünnsein miteinander konkurriert, oder wenn sie in Chatrooms verkehrt, in denen Anorexie oder Bulimie verherrlicht werden.

Essregeln

»Regeln« – das hört sich eventuell reglementierend an. Unsere Hinweise sollen Ihnen, Betroffenen und Angehörigen, als Hilfestellung im täglichen Verhalten dienen. Beherzigen alle Familienmitglieder die Essregeln und unterstützen Angehörige die Betroffenen, trägt das zur Besserung der Essstörung bei. Die Gefahr, in alte Gewohnheiten der Essstörung zu fallen, ist sehr groß, und Sie haben nur eine Chance, wieder genussvoll und entspannt Spaß am Essen zu haben und Ihre Gesundheit zu erhalten, wenn Sie einige wesentliche Punkte beachten.

Für Betroffene:

1. Es sollten drei Hauptmahlzeiten und zwei Zwischenmahlzeiten am Tag sein. Beginnen Sie spätestens zwei Stunden nach dem Aufstehen mit dem Frühstück.
2. Die Mahlzeiten sollten möglichst gleichmäßig über den Tag verteilt sein. Es ist ein Abstand von 2 ½–3 ½ Stunden zwischen den Mahlzeiten anzustreben. Wer noch Schwierigkeiten mit dem Hunger- und Sättigungsgefühl hat, sollte diese Mahlzeitenregelung unbedingt über ein Jahr konsequent einhalten. Nur so können natürliche Impulse Ihres Körpers wieder geweckt werden.
3. Zögern Sie die Dauer der Mahlzeiten nicht unnötig hinaus. 20–30 Minuten für die Hauptmahlzeiten und 15 Minuten für die Zwischenmahlzeiten sollten in der Regel reichen.
4. Es gibt keine halben Sachen mehr: ½ Milchschnitte oder 1 Esslöffel Pudding, ein bisschen hiervon und ein bisschen davon, womöglich am Kühlschrank stehen und mit dem Teelöffel naschen – das alles sind keine echten Mahlzeiten. Entscheiden Sie sich klar für eine Mahlzeit. Nehmen Sie immer ganze Portionen, also eine Milchschnitte oder ein Dessertschälchen Pudding.

5. Auch bei Brot oder Brötchen sollten Sie sich zukünftig für maximal drei unterschiedliche Beläge entscheiden. Morgen ist auch noch ein Tag, da können Sie sich dann beispielsweise für einen anderen Aufstrich entscheiden.
6. Trinken Sie zu den Mahlzeiten jeweils nur maximal 0,2 Liter (= 1 Glas) Tee, Wasser oder Ähnliches. Viel mehr kann zu Völlegefühlen und verzögerter Verdauung führen. Kohlensäurefreie Getränke sind bekömmlicher, vermindern Blähungen und sind deshalb stets zu bevorzugen.
7. Kochen Sie nur die Mengen, die Sie auch bei einer normalen Mahlzeit essen, auf keinen Fall mehr.
8. Essen Sie immer im Sitzen und nehmen Sie die Mahlzeiten bewusst wahr. So lernt Ihr Körper schneller, wieder auf die Hunger- und Sättigungssignale zu reagieren.
9. Gestalten Sie Ihren Essplatz freundlich und einladend. Serviette, Tischdecke, schönes Geschirr, eine Blume oder Kerze – all das trägt zu einer entspannten und genussvollen Esssituation bei. Hin und wieder Gäste einzuladen fördert einen lockeren Umgang mit dem Essen.
10. Wenn Sie essen, essen Sie. Tun Sie dabei nichts anderes, wie z.B. Fernsehen, Computerspiele oder telefonieren.

Für Angehörige:

1. Richten Sie sich in der Nahrungszusammensetzung nach den Regeln der Klinik bzw. der Ernährungsberatung. Lassen Sie sich hier nicht auf Kompromisse ein.
2. Erweitern Sie das Spektrum der Nahrungsmittel. Abwechslung ist immer gut.
3. Richten Sie regelmäßige gemeinsame Essenszeiten ein, an denen Sie als Eltern oder Partner und die Geschwister teilnehmen

können. Besprechen Sie dies eventuell mit Ihrem Arbeitgeber. Die Behandlung der Essstörung hat Vorrang.

4. Verändern Sie eigene Essgewohnheiten, die nicht zuträglich sind.
5. Besprechen Sie mit allen Familienmitgliedern, was gekocht und gegessen wird.
6. Kochen Sie nur die Mengen, die auch gegessen werden, nicht »auf Vorrat« – das fördert Essanfälle.
7. Besprechen Sie in der Familie gemeinsam, welche Nahrungsmittel Sie wo und in welcher Menge aufbewahren.
8. »Tricksen« Sie bei der Essenszubereitung auf keinen Fall so nach dem Motto: »Etwas mehr Sahne in die Sauce, das merkt meine Tochter bestimmt nicht.« Denn wenn sie es doch merkt, ist das Vertrauen gestört, vielleicht sogar zerstört. Und das ist schwer zu »reparieren«. Spielen Sie mit offenen Karten, auch wenn es Konflikte gibt. Falsche Harmonie schadet auch hier nur.
9. Zählen Sie weder beim Einkaufen noch beim Kochen Kalorien. Richten Sie sich nach der erforderlichen Zusammensetzung der Ernährung.
10. Konflikte und Streitgespräche werden später ausgetragen, nicht während gemeinsamer Mahlzeiten.

Kitty (18), bulimisch

Regeln helfen im Alltag

» *Mit den Essregeln aus der Klinik hatte ich am Anfang zu Hause echt meine Schwierigkeiten. Meine Eltern und meine Schwester übrigens auch. Insbesondere die Regelmäßigkeit fiel allen schwer. Früher hat jeder für sich allein gegessen, bis auf wenige Ausnahmen. Jetzt essen wir morgens und abends zusammen – irgendwie ungewohnt. Meine Eltern haben alle fettreduzierten Produkte abgeschafft. Meiner Mutter fiel das schwer. Auch versucht sie, dass nichts mehr stehen bleibt. Früher war oft noch eine halbe Lasagne oder so im Kühlschrank. Über die bin ich dann nachts hergefallen. Jetzt ist es leichter, keine Essanfälle zu haben. Es ist auch nicht mehr so leicht, sich aufs Klo zu schleichen. Manchmal erbreche ich zwar trotzdem noch, aber ich arbeite in der Therapie daran.*

Agathe (38), Mutter eines anorektischen Mädchens

Mit der Zeit konnten wir locker lassen

» *An den Essregeln ist für mich am schwersten, auf regelmäßige Mahlzeiten zu achten und keine Light-Produkte mehr zu kaufen, sondern stattdessen z. B. die Vollfett-Variante. Ich habe auch oft das Gefühl, ich werde zu dick, obwohl das nun gar nicht stimmt. Mein Gewicht ist konstant bei einem BMI von 21,5. Schwierig war es auch, darauf zu bestehen, dass Helene regelmäßig mit uns isst. Immer wieder gab es Ausweichmanöver. Mein Mann und ich mussten uns erst einigen, dass wir das nicht durchgehen lassen. Ich wusste auch nicht genau, wie viel Helene essen musste, um weiter zuzunehmen. Am Anfang kam mir das auch riesig viel vor. Das ging nur mithilfe der Therapie zu entscheiden, wo man strikt sein muss und wo man locker lassen kann. Jetzt können wir genau das. Helene hat fast Normalgewicht und zeigt auch sonst eine gute Entwicklung in Richtung Gesundheit.*

Dirk (42), Vater eines anorektischen Mädchens

Auch mir hat die Ernährungsberatung gutgetan

» *Ich habe, wie meine Tochter auch, eine Ernährungsberatung gemacht. Nach der ersten Sitzung habe ich selbst von mir gedacht: Ich bin auch irgendwie essgestört! Ich gehe morgens nach einem schnellen Frühstück aus Toastbrot mit Marmelade und zwei großen Bechern Kaffee mit viel Zucker aus dem Haus. Tagsüber hetze ich von einem Kundentermin zum nächsten, ich bin im Außendienst tätig, und meine Pausen sind die Fahrten zum nächsten Kunden. Die Ernährungsberaterin kam aus dem Staunen nicht mehr raus, als ich ihr von meiner Ernährungs- und Lebensweise erzählte. An einem durchschnittlichen Arbeitstag kam ich weder zum Essen noch zum Trinken. Erst gegen Abend bekam ich regelmäßig Heißhunger und dann richtig schlechte Laune. Früher musste abends das Essen immer sofort auf dem Tisch stehen, und ich war für den Rest des Abends kaum noch ansprechbar für meine Kinder oder meine Frau. Ich war einfach nur müde und ausgelaugt. Die Ernährungsumstellung war nicht einfach, denn ich war ja sehr eingefahren in diesem Rhythmus. Jetzt merke ich langsam, dass es wirklich guttut, mehrere Mahlzeiten am Tag zu haben und vor allem auch richtige Pausen zu machen. Meine Tochter findet das jetzt auch viel besser, dass ich mehr auf eine gesunde Ernährung achte. Wir ziehen jetzt gemeinsam am selben Strang.*

Die Familie: Das Wir gewinnt!

Wenn Einflüsse der Familie auf die Entwicklung von Essstörungen thematisiert werden, steht häufig die »Schuldfrage« im Raum: Sind Mutter, Vater, Bruder, Schwester, Großmutter und Großvater oder der Ehepartner schuld an der Magersucht, an den Essanfällen, am Erbrechen, am Übergewicht? In diesem einfachen Sinne ist die Familie natürlich nicht schuld. Und die Devise sollte lauten: »Gemeinsam statt gegeneinander.« Denn im Kampf gegen eine Essstörung ist die Unterstützung durch Eltern, Geschwister und Partner das A und O.

Die Familie ist ein Beziehungssystem, in dem sich alle Mitglieder wechselseitig beeinflussen und äußere Einflüsse verarbeiten müssen. Kinder mit ihren Persönlichkeiten prägen das Familienleben sehr stark. Dennoch ist der Einfluss von Mutter und Vater auf ihre Kinder (zumindest in den ersten 15 Lebensjahren) in der Regel stärker als umgekehrt.

Alle Menschen haben ihre Stärken und Schwächen, ihre Möglichkeiten und Grenzen, die sich im Verlauf ihres Lebens entwickelten. Diesen Prägungen kann sich niemand entziehen – und als Eltern gibt man sie unwillkürlich weiter. Dies geschieht in der Regel in den täglichen Verhaltensweisen und Abläufen. Wie sich das auswirkt, ist oft nicht absehbar oder planbar.

Mit Schuldgefühlen konstruktiv umgehen

Wenn Sie als Eltern Schuldgefühle haben, weil Ihr Kind eine Essstörung entwickelt, ist das ganz natürlich. Verantwortungs- und auch Schuldgefühle gehören zum menschlichen Dasein. Diese sollten, wie alle anderen Gefühle auch, als wichtige Signale für das Zusammenleben anerkannt werden. Versuchen Sie nicht, diese Gefühle wegzudrücken, sondern klären Sie sie Punkt für Punkt mit allen Beteiligten. Nehmen Sie Ihre Gefühle als Anstoß zur Veränderung, aber lassen Sie sich nicht von ihnen überrollen oder lähmen. Oft stellt sich heraus, dass für die betroffenen Kinder andere Dinge belastend waren als die, für die sich die Eltern verantwortlich oder schuldig fühlen.

Das völlige Fehlen von Verantwortungs- oder von Schuldgefühlen ist eher als problematisch anzusehen. Es zeigt, dass bestimmte zu einer erwachsenen Persönlichkeit gehörende Fähigkeiten nicht angemessen ausgebildet wurden oder sehr stark verdrängt werden.

Was können Familien und Partner tun?

Zunächst muss an dieser Stelle noch mal betont werden: Essstörungen sind schwere Erkrankungen. Sie stellen Geduld, Energie und Entschlossenheit von Angehörigen auf eine harte Probe. »Den Weg« aus der Essstörung gibt es nicht. Auch wenn Sie ein Teil des Problems sein sollten, können Sie zur Lösung beitragen.

Familien können bei der Bewältigung von Essstörungen sehr nützlich sein, indem sie Unterstützung und Rückhalt bieten, das Selbstwertgefühl der Betroffenen stärken und eine angemessene Selbstständigkeit fördern. Zudem ist es für die Betroffenen hilfreich zu merken, dass sich auch Eltern und Geschwister, manchmal auch die Großeltern, in ihren Verhaltensweisen und Einstellungen verändern können. Wie andere Lebenskrisen auch bieten Essstörungen die Chance, das Bisherige zu überprüfen, zu überdenken und Einseitigkeiten oder Fehlentwicklungen zu korrigieren.

Sie sollten Ihrerseits, wenn notwendig, an dem eigenen Lebensstil, dem Essverhalten, der Regulierung des eigenen Gewichts und der Normalisierung der eigenen Einstellung zu Aussehen und Figur arbeiten, notfalls auch in einer separaten Therapie. Weiterhin sollten Sie den eigenen Umgang mit Emotionen, den Umgang mit Konflikten und die eigenen Normvorstellungen und Ansprüche überdenken.

Einige »Grundregeln« helfen Ihnen im Umgang mit der betroffenen Person:

- Ihre Tochter/ Ihr Sohn/ Ihre Partnerin ist krank. Aber die Krankheit ist nicht der ganze Mensch. Auch wenn die Essstörung mit Hungern oder Diäten willentlich begonnen hat, so beherrscht Ihr Kind oder Ihr Partner trotzdem schon lange nicht mehr die Erkrankung. Es ist umgekehrt: Die Erkrankung beherrscht die Betroffenen, jedenfalls zu einem großen Teil. Eine Reihe von Gefühlen, Denk- und Verhaltensweisen ist durch die Erkrankung bedingt.
- Überprüfen Sie Ihre eigene Einstellung zu Essen, Gewicht, Aussehen, Figur … Arbeiten Sie an Veränderungen, wenn Ihre eigenen Einstellungen zur Essstörung beitragen könnten, eventuell mithilfe einer eigenen Therapie.
- Wenn Sie als Angehöriger selbst eine Essstörung hatten oder haben, sollten Sie dies unbedingt offen ansprechen, keinesfalls verheimlichen. Wichtig ist hier das Bemühen um Veränderung.
- Überprüfen Sie Ihr eigenes Essverhalten und verändern Sie es, wenn es die Essstörung fördern könnte (z. B. weitgehender oder ausschließlicher Verzehr von »Light«-Produkten, Durchführung von Schlankheitsdiäten, aber auch zu fett- oder kohlenhydratreiches Essen oder Verzehr von zu viel Fleisch, unregelmäßiges Essen, Ausfallenlassen von Mahlzeiten …). Nicht selten ernähren sich einzelne Familienmitglieder von Essgestörten sehr mangelhaft. Derartige Verhaltensweisen unterstützen die Essstörung. Deshalb müssen diese Probleme angegangen werden.

- Halten Sie sich mit Bemerkungen über Figur und Aussehen zurück. Unterlassen Sie Schuldzuweisungen oder herabsetzende Bemerkungen (»Hungerhaken«, »Dampfnudel«, »Hast du schon wieder gekotzt?«). All das verschärft das Problem.
- Machen Sie sich zwischendurch immer mal wieder bewusst: Wie ging es Ihnen, wenn Ihre Eltern beispielsweise wegen Ihrer Kleidung an Ihnen herumnörgelten?
- Seien Sie sich bewusst: Es gibt keine falschen Gefühle. Alle Gefühle sind ernst zu nehmen, auch wenn Sie die Dinge anders sehen als Ihr Kind/Ihre Partnerin.
- Teilen Sie Ihre Gefühle, Wahrnehmungen und Meinungen, z. B. Angst oder Ärger, offen, aber ohne Schuldzuweisungen direkt mit. Dabei gilt: Direkt heißt nicht taktlos.
- Beobachten Sie Ihr Kind bzw. Ihren Partner empathisch. Teilen Sie Ihre Wahrnehmungen mit, aber bestehen Sie nicht darauf, dass Ihre Sicht der Dinge »richtig« ist. Sie können nicht in die andere Person »hineinsehen« und ihre Gedanken lesen. Sie sollten den Betroffenen nicht bedrängen, sondern ihm Raum lassen, von selbst zu Ihnen zu kommen. Wenn Ihr Sohn, Ihre Tochter oder Ihr Partner nicht zu Ihnen kommen mag, müssen Sie dies, auch wenn es schwerfällt, akzeptieren und aushalten.
- Zeigen Sie, wenn Sie erleichtert sind oder sich freuen, dass es Ihrem Kind/Ihrer Partnerin besser geht, aber reiten Sie nicht darauf herum.
- Verleugnen Sie schwierige Emotionen nicht. Benennen Sie diese offen, aber nicht taktlos, verletzend oder selbstenthüllend.
- Verwickeln Sie sich nicht in langwierige Diskussionen über Essen, Gewicht, Figur, Aussehen. Teilen Sie Ihren Standpunkt und Ihre Erwartungen ruhig und klar mit, aber wiederholen Sie sich nicht dauernd.
- Versuchen Sie nicht, die betroffene Person durch Bestechung (»Wenn du zwei Kilo zunimmst, gibt es das neue iPhone«), Drohungen (»Wenn

du wieder erbrichst, ist der Ski-Urlaub gestrichen«) oder Erzeugen von Schuldgefühlen (»Vati kann wegen deiner Essanfälle gar nicht mehr schlafen. Vielleicht bekommt er einen Herzinfarkt«) zur Verhaltensänderung zu bewegen.

- Die Essstörung darf das Familienleben nicht beherrschen. Es darf nicht so weit kommen, dass Sie sich in Ihrem Speiseplan oder Ihrem Lebensrhythmus ganz auf die Essstörung »einstellen«, z.B. nur noch einkaufen, was Ihre magersüchtige Tochter wünscht, und diese kochen lassen, oder auf eigene Aktivitäten (Treffen mit Freunden, Sport, Kinobesuch, Urlaub) verzichten.
- Geschwister bekommen in der Regel mit, wenn mit einem Familienmitglied »etwas nicht stimmt«. Sie machen sich Sorgen und können bei der Klärung und Lösung des Problems unterstützend sein. Aus der Essstörung darf kein Familiengeheimnis gemacht werden Geschwister und auch andere Angehörige merken spätestens bei einem Klinikaufenthalt, was los ist. Bagatellisieren oder Verschleiern verschärft die Problematik in aller Regel. Zudem haben auch Geschwister ihre Sorgen und Nöte, um die Sie sich als Eltern ebenfalls kümmern müssen.
- Erwarten Sie nicht, dass die betroffene Person glücklich ist, wenn sich Gewicht und Essverhalten normalisieren. Bis sich Zufriedenheit mit der Überwindung einer Essstörung einstellt, dauert es oft lange Zeit. Zudem kommen dann häufig die anderen »normalen« Lebensprobleme und das, was durch die Essstörung aufgeschoben und beiseitegedrängt wurde, zum Vorschein.
- Verleugnen Sie eigene Probleme nicht. Ihr Umgang damit ist Ihre Sache, nicht die Ihrer Kinder. Klären Sie eigene Konflikte, die Sie eventuell lange vor sich her geschoben haben, auch wenn es Ihnen schwerfällt.
- Vergessen Sie nicht, für sich selbst zu sorgen. Tun Sie Dinge, die Ihnen Freude machen oder Entspannung bringen.

Natürlich gibt es hier Ausnahmen und Gründe, von diesen Grundregeln abzuweichen!

- Bei einer Minderheit von Essgestörten spielen Traumatisierungen wie Vernachlässigung, körperliche Misshandlung oder sexueller Missbrauch eine Rolle, zum Beispiel bei Bulimikerinnen. In diesem Fall sind gemeinsame Gespräche von Betroffenen und Angehörigen, wenn diese Täter sind oder zum Täterkreis gehören (z. B. Mitwisser sind oder die Vorfälle bagatellisieren oder bestreiten), überhaupt nicht hilfreich.
- Geschwister sind in der Therapie dann nicht unbedingt hilfreich, wenn sie mit der essgestörten Person unheilvoll konkurrieren, z. B. um das schlanke Aussehen, die »Disziplin« bei Mahlzeiten oder um Leistung. Geschwister können sich auch manchmal in ihrer Persönlichkeit oder ihren Wertvorstellungen zu sehr unterscheiden, um sich unterstützen zu können. Familientherapeuten können einschätzen, wann Geschwister sinnvoll in eine Behandlung einzubeziehen sind.

Vertrauen ist gut - Kontrolle ist besser?

Essgestörte fühlen sich in Kliniken, in Therapien, von Angehörigen, Partnern, Mitschülerinnen oder Kolleginnen oft kritisch beäugt oder kontrolliert, vor allem beim Essen. Als Betroffener muss man damit rechnen, dass das automatisch passiert. Wenn man von einer Person weiß, dass sie eine Essstörung hat, oder wenn eine Person unter- oder übergewichtig ist, schaut man unwillkürlich hin, wie diese isst.

Wenn jemand aus einer Essstörung herausmöchte, sind die Kontrolle von anderen, Hinweise zum Essverhalten und vielfach auch Forderungen als Unterstützung notwendig – auch wenn sie den Betroffenen vielleicht nicht passen. Magersüchtige müssen in kritischen Phasen zum Essen gedrängt werden. Nicht-Essen oder Gewichtsabnahme muss in diesen Phasen auch mit Einschränkungen begegnet werden. Die Betroffenen protestieren dagegen oder versuchen, Regelungen zu unterlaufen. Das ist bei Essstörungen ein Teil des notwendigen Auseinandersetzungsprozesses. Magersucht kann als ein Ausdruck des Kampfes um Autonomie angesehen werden. Diese Bestrebungen dürfen aber nicht dazu führen, dass sich jemand dauerhaft schädigt oder sogar in Lebensgefahr begibt. Daher ist eine angemessene Kontrolle des Essverhaltens und anderer zur Essstörung gehörender Verhaltensweisen notwendig – und die Auseinandersetzung darum auch. Das nervt, macht mürbe und führt zu Konflikten. Glatte Lösungen gibt es leider nicht.

Und auch wenn es innerhalb der Familie zu vielen schwierigen Situationen kommt, denken Sie immer daran: Gemeinsam ist man stärker!

Sonderfall: Essstörung bei Angehörigen

Sie sind oder waren als Angehöriger, sprich Mutter, Vater oder Partner, bereits selbst erkrankt und wissen nicht mit dieser besonderen Situation umzugehen? Wenn Sie akut eine Essstörung haben, sollten Sie dies unbedingt mitteilen. Wie bereits erwähnt bemerken auch kleine Kinder, wenn in ihrem Umfeld »etwas nicht stimmt«. Unterschwellige Spannungen werden immer aufgenommen. Offenkundig wird die Erkrankung sowieso spätestens dann, wenn ein Klinikaufenthalt ansteht. Natürlich muss die Erklärung dem Alter angemessen sein.

Wenn Sie in der Vergangenheit eine Essstörung hatten und Ihre Tochter oder Ihr Sohn jetzt eine derartige Erkrankung entwickelt, sollten Sie dies ebenfalls in jedem Fall offenlegen. Gestörtes Essverhalten von Eltern kann durchaus eine Wirkung haben. Wichtig ist das Bemühen um Veränderung. Wie über andere schwere Erkrankungen im Leben ihrer Eltern sollten Kinder spätestens im Laufe der Adoleszenz davon erfahren. Auch Partnern sollten Essstörungen im eigenen Leben mitgeteilt werden.

Schwierige Situationen meistern

Den Alltag zu bestehen ist für viele schon eine Herausforderung. Wie geht man zusätzlich mit ungewöhnlichen, kritischen Situationen um? Hier finden Sie Hinweise sowie Berichte von Betroffenen.

Es gehört zum Leben dazu, dass es manchmal besondere, unangenehme, nicht alltägliche Momente gibt, die gemeistert werden müssen. Manche Situationen sind plan- und vorhersehbar, man kann sich darauf vorbereiten, andere kommen plötzlich und überraschend. In diesem Kapitel erhalten Sie, aus Expertensicht und von Betroffenen selbst, zahlreiche Tipps, wie Sie mit schwierigen Situationen erfolgreich umgehen.

Zurück aus der Therapie – wieder zu Hause

Der Übergang von einer stationären oder tagesklinischen Behandlung in den Alltag ist eine ganz wichtige und zugleich auch kritische Phase. Gute Therapeuten in spezialisierten Kliniken bereiten diese mit Betroffenen und Angehörigen gemeinsam vor. Hierzu sind Familien- oder Paargespräche wichtig. Eine »Nachsorge« und ambulante Folgetherapie sollte dort ebenfalls initiiert werden.

Neben der Freude sind bei der Rückkehr in die Familie und in den Alltag auch Gefühle von Unsicherheit oder gar Angst etwas ganz Natürliches.

Manche Betroffenen spüren auch eine Art Traurigkeit, da ihnen die Klinik-Routine fehlt und sie die anderen Patientinnen oder Therapeuten vermissen.

Alle Beteiligten werden gemischte Gefühle haben. Schließlich war ein Familienmitglied Wochen, wenn nicht sogar Monate nicht mehr in der häuslichen Umgebung. Alle müssen sich wieder aneinander gewöhnen. Das braucht ein paar Wochen Zeit.

Allen Beteiligten muss klar sein, dass ein stationärer Aufenthalt eine Etappe ist – eine enorm wichtige Etappe, aber nicht der ganze Weg. Sie müssen weiter zusammenarbeiten, um die Essstörung zu besiegen. Das wird auch Konflikte mit sich bringen.

Wichtig ist, dass die in der Klinik gemachten Fortschritte erhalten bleiben und ausgebaut werden – allein und gemeinsam.

Hinweise für Angehörige

Wenn Sie finden, dass Ihr Kind oder Ihre Partnerin besser aussieht als vorher, gesünder und robuster wirkt, sich freier verhält, fröhlicher ist, dann sollten Sie das ruhig sagen, aber nicht unangemessen überschwänglich und auch nicht ständig wiederholen. Was Sie nicht finden oder sehen können, sollten Sie auch nicht sagen. Es sollte vor allem das Positive angesprochen werden.

Vielleicht nehmen Sie sich ein paar Tage Urlaub oder kommen von der Arbeit früher nach Hause als sonst, um gemeinsam Zeit zu verbringen. Vielleicht möchte der Betroffene aber auch mehr für sich sein und sich selbst erst mal einfinden. Seien Sie möglichst nicht allzu traurig oder enttäuscht, wenn Ihr Kind oder Ihr Partner nicht auf Ihre Ideen eingeht.

Hinweise für Betroffene

Wenn Sie allein wohnen, sorgen Sie dafür, dass Sie Kontakte haben. Sagen Sie ein paar Freundinnen oder Bekannten Bescheid, dass Sie zurückkommen. Vielleicht laden Sie jemanden zu sich nach Hause ein – vielleicht nicht gleich am ersten Tag, aber am zweiten oder dritten.

Erkundigen Sie sich, wie es in Ihrem Verein, an Ihrem Arbeitsplatz, an der Schule oder an der Uni aussieht.

Planen Sie einige Aktivitäten außerhalb Ihrer Wohnung ein. Kontakt zu ehemaligen Mitpatientinnen oder zum therapeutischen Team werden Sie sowieso halten.

Strukturieren Sie Ihren Tag und natürlich auch das Essen. Vielleicht gibt es eine angeleitete Selbsthilfegruppe vor Ort, wenn Sie nicht gleich mit einer ambulanten Therapie weitermachen können oder wollen.

Wichtig ist auch hier, dass Sie die Veränderungen und Erfahrungen aus der Klinik mit in Ihren Alltag nehmen.

Schule, Uni, Arbeitsplatz

Nach einer Therapie kehren die meisten Betroffenen wieder in ihre vertraute Umgebung zurück – an die alte Schule, die Uni oder an den Arbeitsplatz. Sicher freuen Sie sich darauf, aber Sie sind bestimmt auch unsicher: Was denken die anderen, wenn ich jetzt wiederkomme? Sicher schauen sie, ob ich zugenommen oder abgenommen habe, und beobachten mich beim Essen. Werde ich den Einstieg schaffen? Kommen blöde Bemerkungen? Was hat sich verändert?

Solche Gedanken und Gefühle zu haben ist völlig normal. Vielleicht ist Ihre Behandlung sogar durch einen Lehrer oder den Chef angeregt worden. Vorteilhaft ist es auf jeden Fall, wenn Sie während Ihrer Abwesenheit Kontakt zu der einen oder anderen Mitschülerin, Kommilitonin oder Kollegin halten konnten und so beide Seiten über die Entwicklungen einigermaßen informiert sind. Suchen Sie direkt zu Beginn des Wiedereinstiegs das Gespräch mit Ihrer Jahrgangs- oder Vertrauenslehrerin, Ihrem Abteilungsleiter oder Ihrem Chef. Teilen Sie den »Stand der Dinge« mit.

Oft muss oder sollte man nach einem Klinikaufenthalt langsam, das heißt nicht gleich mit dem vollen Stundenumfang oder Arbeitspensum, anfangen. Einstiege nach dem »Hamburger Modell« sind oft möglich. So kommen Sie langsam wieder rein und können Ihr Essverhalten und Ihren Essrhythmus auf den »Alltag« umstellen.

Sorgen Sie für (Essens-)Pausen

Sorgen Sie dafür, dass Sie die Regelmäßigkeit beim Essen einhalten können. In der Schule und an der Uni haben Sie vorgegebene Pausen. Im Job müssen Sie sich einrichten. Essen Sie etwas während der Pausen, auch wenn es andere nicht tun. Sie müssen Ihre Gesundheit im Auge behalten, nicht die Normen und Gewohnheiten der anderen. Wenn die Kolleginnen und Kollegen in die Kantine gehen, kapseln Sie sich nicht ab, sondern gehen Sie mit. Essen Sie dann das, was für Sie gut ist. Achten Sie dabei auf eine ausgewogene, vollwertige Ernährung – ein kleiner grüner Salat oder nur ein Dessert zählen nicht.

Lassen Sie sich nicht zum Opfer machen

Und seien Sie sich darüber im Klaren, dass man Ihnen vielleicht nicht immer und überall mit dem nötigen und gewünschten Verständnis gegenübertritt. Auch Missgunst, Neid oder Verachtung können Ihnen begegnen. Damit umzugehen ist nicht einfach. Mobbing-Opfer fühlen sich oft beschämt und zusätzlich schuldig. Solche Situationen sind leider »wie geschaffen« für Rückschläge und Rückfälle. Um dies zu vermeiden, ist es für Sie wichtig, frühzeitig einzugreifen: Leiden Sie auf keinen Fall still vor sich hin. Lassen Sie sich nicht zum Opfer machen. Sprechen Sie das Problem an und holen Sie sich Hilfe von Vertrauenspersonen, egal ob Chef, Lehrer, Kolleginnen oder Eltern. Auch wenn Sie sich so vielleicht keine Freunde schaffen, schützt er Sie doch oft vor weiteren seelischen Misshandlungen.

Charlotte (18), magersüchtig

Ein paar Mädels haben mich weiter fertiggemacht

» *Ich kam nach fünf Monaten aus der Klinik wieder in meinen alten Jahrgang der Schule zurück. Viele Mitschüler waren ganz freundlich. Einige hatten auch ein schlechtes Gewissen, weil sie mich vorher immer als Streberin ausgegrenzt hatten, zu Partys nicht mehr eingeladen und so weiter. Einmal wurde sogar mein Fahrrad demoliert. Die Lehrer sind schon eingeschritten, aber keiner der Schüler wollte es zugeben. Als ich mit 33 Kilo dann in der Klinik gelandet war, haben manche Klassenkameraden einen Entschuldigungsbrief geschrieben. Ein paar Mädchen waren auch jetzt weiterhin ziemlich mies zu mir. Als ich in der Pause was aß, wie es in meinem Plan stand, sagte eine: »Jetzt kriegst du wohl die Fresssucht«, eine andere provozierte: »Mitgebrachte Brote, das ist doch mal wieder oberspießig. Sowas hast du wohl nötig.« Auch über meine Kleidung oder meine Brille wurde gelästert. Ich war dann ziemlich fertig. Schließlich erzählte ich meinen Eltern davon, und die gingen dann zur*

Beratungslehrerin und zur Oberstufenleiterin. Es gab erst mal ein Treffen mit der Clique, dann noch eines mit deren Eltern und meinen Eltern. Natürlich drückten sich einige vor diesem Termin. Aber jetzt ist erst mal Ruhe.

Hansi (28), esssüchtig

Ich lasse mich nicht zum Opfer machen

» *Ich war wegen meiner Binge-Eating-Störung in der Klinik, zehn Wochen lang. Das passte einigen Kollegen natürlich nicht – das merkte ich. Als ich wiederkam, gab es dann zahlreiche unterschiedliche Bemerkungen, auch weil ich sichtbar, nämlich ca. acht Kilo, abgenommen hatte. »Jetzt willst du wohl auf schlank machen.«, »Dass das 'ne Krankheit sein soll, zu viel futtern, das gibt's ja wohl nicht, und dann Kuren auf Krankenschein …« Beim Betriebsfest musste ich mir einen besonders dummen Spruch anhören: »Jetzt hau doch mal rein wie früher. Schaffst du wohl nicht mehr. Oder machst du es jetzt heimlich und kotzt?« Ich habe die Sache dann mit meiner Partnerin und meinem Therapeuten besprochen und die beiden, die am fiesesten waren, jeweils unter vier Augen angesprochen. Der eine hat es dann gelassen, sich halb entschuldigt, aber eben nur halb. Das hab ich dann mal durchgehen lassen. Der andere meinte nur: »Stell dich nicht so an, du leidest wohl auch noch unter Wahrnehmungsstörungen.« Daraufhin bin ich zum Abteilungsleiter und zum Personalrat. Dann gab es noch mal ein Gespräch. Der besagte Kollege ruderte zurück. Seit die beiden und die anderen Kollegen gemerkt haben, dass ich mich nicht zum Opfer machen lasse, geht es besser. Wir haben Abstand, und das reicht mir. Freunde hab ich mir woanders gesucht.«*

Einkaufen im Supermarkt

Je nachdem, an welcher Essstörung Sie erkrankt waren oder sind, war der Einkauf von Lebensmitteln sicherlich häufig purer Stress für Sie: langes Herumsuchen, zögern oder viel zu viel in den Wagen legen … Um gezielt und sorglos einzukaufen und mit solchen Situationen besser zurechtzukommen, befolgen Sie einfach ein paar Regeln:

1. Kaufen Sie nie Lebensmittel ein, wenn Sie hungrig sind.
2. Planen Sie möglichst zwei Einkaufstage pro Woche ein.
3. Schreiben Sie sich einen Einkaufszettel und kaufen Sie nur Dinge, die auf dem Zettel stehen.
4. Gehen Sie gezielt Ihren Wochenspeiseplan durch und strukturieren Sie danach Ihren Einkauf. Frische Ware hält nur drei Tage. Also nicht alle frischen Lebensmittel auf einmal einkaufen.
5. Vorräte können Essgestörte sehr stressen. Sind Sie noch nicht so weit? Versuchen Sie, nur für drei Tage Ihre Lebensmittel im Haus zu haben. Dann ist schon viel erreicht.
6. Vorratshaltung ist gut für folgende Lebensmittel: Nudeln, Reis und anderes Getreide, Müsli, Haferflocken, Hülsenfrüchte, Essig, Öl, Tee, Mineralwasser, Apfelsaft, Gewürze, Tiefkühlgemüse und Tiefkühlobst.
7. Kaufen Sie keine Vorräte von Nahrungsmitteln ein, die Sie üblicherweise für Essanfälle verwendet haben.
8. Erweitern Sie die Variation der Lebensmittel, probieren Sie Neues aus.
9. Kaufen Sie keine Light-Produkte, also nichts Zucker- und Fettreduziertes.
10. Nehmen Sie beim Einkaufen Kontakt zu Ihren Mitmenschen auf. Sprechen Sie auf dem Wochenmarkt mit den Gemüsebauern, lassen Sie sich Tipps zu besonderen Gemüse- oder Obstsorten geben

oder reden Sie einfach nur übers Wetter. Es tut einfach gut, aktiv einzukaufen, zu reden und zu lachen. Probieren Sie es aus!

Hinweise für Angehörige

Beherzigen Sie die oben genannten Regeln. Eventuell müssen Sie am Anfang allein zum Supermarkt gehen, damit es nicht dauernd Konflikte gibt und doch nur Light-Produkte im Einkaufswagen landen. Ein gemeinsamer Einkaufszettel oder Einkauf können jedoch zur gegenseitigen Akzeptanz beitragen. Vorlieben und Abneigungen der jeweiligen Familienmitglieder werden berücksichtigt. Und es kann auch Spaß machen, sich zusammen ein leckeres Menü aus den Wochenplänen in diesem Buch zusammenzustellen.

Klamotten-Shopping

Solange Sie untergewichtig sind, sollten Sie möglichst keine neue Kleidung kaufen. Wenn Sie Kleidung kaufen, sollte sie nicht allzu eng sein – sonst kneift sie beim Sitzen und damit auch beim Essen.

Alte, nicht mehr passende, da jetzt zu enge oder zu weite Kleidungsstücke aus der Phase Ihres Unter- oder Übergewichts geben Sie bitte, sofern noch brauchbar, in die Kleidersammlung.

Wenn Sie shoppen gehen, suchen Sie Kleidung, die Ihnen steht. Kaufen Sie Kleidung in Ihrer Konfektionsgröße – egal ob XXS oder XXL. In einer Größe, die man sich zwar wünscht, aber die nicht passt kann man sich nicht wohlfühlen. Nehmen Sie eine Freundin oder Ihren Partner zum Einkauf mit – auf jeden Fall sollte es sich um eine Person handeln, die Ihnen ehrlich sagt, was sie denkt.

Sport

Grundsätzlich gilt, dass Sport guttut, das Körpergefühl verbessert und den psychischen Zustand stabilisiert. Vorausgesetzt, er wird moderat und regelmäßig, das heißt etwa 3-mal pro Woche je eine Stunde betrieben.

Einige wichtige Hinweise sollten Sie beachten:

- Sport soll Spaß machen: Falls Sie lange Zeit keinen Sport mehr getrieben haben, fangen Sie langsam wieder an, z. B. mit schnellen Spaziergängen, und suchen Sie sich eine Sportart, die Sie interessiert. Fangen Sie bitte nicht mit Joggen an, wenn Sie es sterbenslangweilig finden. Essgestörte isolieren sich sehr gern und geraten leicht in eine Art Bewegungssucht. Daher sind vor allem Sportarten günstig, bei denen Sie unter Menschen kommen.
- Gesundheits-Check durchführen lassen: Falls Sie untergewichtig sind, müssen Sie vorher mit einem kompetenten Arzt darüber sprechen, inwieweit Sie Sport treiben dürfen. Eine Untersuchung mit Herz-Kreislauf-Check und Prüfung der Blutwerte ist dringend angeraten.
- Ohne geht's auch: Falls Sie in der Vergangenheit, während Ihrer Essstörung, schon einmal sportsüchtig waren, dann beginnen Sie erst wieder mit dem Sport, wenn Sie sicher sind, auch ohne auszukommen. Und wählen Sie eine andere, vielleicht auch etwas sanftere Sportart, wie Tai-Chi, Bogenschießen, Yoga oder Golf.
- Die Atmosphäre muss stimmen: Suchen Sie sich Sportstätten, in denen eine angenehme und lockere Atmosphäre herrscht. Vielleicht nehmen Sie eine gute Freundin mit. So haben Sie eine »Eingeweihte« dabei und können über eventuelle Schwierigkeiten bezüglich Ihres Körperbewusstseins sprechen. Durch die Unterstützung an Ihrer Seite verfallen Sie nicht so leicht in Frustsituationen.

- Schöne Trainingskleidung: Wählen Sie etwas, in dem Sie sich wohlfühlen! Alte Schlabber-T-Shirts über ausgebeulten Jogginghosen lassen Sie im großen Spiegel nicht unbedingt attraktiv erscheinen. Kaufen Sie sich entsprechend der gewählten Sportart angebrachte Funktionskleidung, möglichst in Ihren Lieblingsfarben und in der passenden (nicht der gewünschten!) Konfektionsgröße!
- Training ist Genuss, nicht Strafe: Unmittelbar nach Ess- und Brechanfällen sollten Sie auf keinen Fall trainieren. Das Training soll der Entspannung und dem Genuss dienen, nicht der Bestrafung!
- Nur mit Normalgewicht: Falls Sie als Untergewichtige nicht regelmäßig 500 g pro Woche zunehmen, muss das Training stark beschränkt werden. Erst ab einem konstanten BMI von mindestens 18,5 ist regelmäßiges moderates Training bedenkenlos möglich.
- Etwas mehr essen: Beachten Sie, dass Sie an Trainingstagen die Nahrungszufuhr ruhig etwas steigern können, wenn Sie unter- oder normalgewichtig sind. Wählen Sie zum Beispiel einen Essensplan aus dem nächsten, »höheren« Wochenplan aus. Auch die Flüssigkeitszufuhr sollten Sie steigern. Als Faustregel gilt: pro 30 Minuten Sport zusätzlich 0,5 l Flüssigkeit. Eine Apfelsaftschorle im Verhältnis 2:1 (Wasser: Saft) ist das ideale Sportgetränk.
- Bei starkem Übergewicht nichts verändern: Falls Sie starkes Übergewicht haben, sollten Sie an Trainingstagen Ihren Speiseplan nicht verändern, da für Sie eine leichte Gewichtsreduktion günstig ist. Aber machen Sie bitte keine Reduktionsdiät, wenn Sie noch Essanfälle haben. Solche Diäten fördern eine Essstörung nur.
- Bei Übergewicht gelenkschonend trainieren: Schwimmen, Aquagymnastik, Aquajogging, Radfahren, Nordic Walking und Yoga sind als Sportarten bestens geeignet. Viele Übergewichtige haben zunächst Hemmungen, mit anderen zusammen zu trainieren. Spezielle Kurse für Übergewichtige können helfen, das Selbstwertgefühl zu stärken.

Fitnessstudio - ja oder nein?

Viele Menschen besuchen Fitnessstudios. Einige Besucher fangen jedoch schnell an, sich mit anderen zu vergleichen, und Essgestörte neigen ganz extrem dazu. Hinzu kommen die großen Spiegelwände, in denen Sie sich womöglich »dick« sehen. Wenn Ihnen dann auch noch anscheinend ideal gebaute und durchtrainierte Männer und Frauen über den Weg laufen, ist Ihr Frust vorprogrammiert: Entweder gehen Sie nicht mehr hin oder fangen an, extrem viel zu trainieren, weil Sie glauben, nicht schön genug zu sein. Für Sie ist ein Fitnessstudio nur dann die richtige Wahl, wenn Sie sich dort wohlfühlen und wenn »Normalos« anzutreffen sind, das heißt kein »Fitness- und Abnehm-Wettkampf« betrieben wird. Außerdem sollten die Trainer Sie nicht zu extremen Programmen überreden, mit denen Sie zum Beispiel Ihr in Wirklichkeit nicht vorhandenes Fettgewebe »wegschmelzen« sollen. Auch von speziell angebotenen Diätplänen und Sportdrinks oder Pulvern raten wir dringend ab. All das benötigen Sie nicht. Sie haben Ihr Ziel: ein gesundes Ess- und Bewegungsverhalten (wieder) zu erlernen und zu erhalten sowie ein gutes Körpergefühl zu erlangen!

Urlaub

Urlaub bedeutet Erholung und Entspannung und ist eigentlich die schönste Zeit des Jahres. Für Essgestörte hingegen ist er häufig mit Problemen verbunden: Wie komme ich an die mir angenehmen, verträglichen und gewohnten Speisen heran? Was denken die Personen von mir, die jetzt ständig mit mir zusammen sind? Wer beobachtet mich jetzt besonders genau (der Partner/die Familie/die Freunde)? Kann ich normal essen, wenn das Angebot so verlockend ist? Nehme ich hier wieder zu oder ab? Fühle ich mich unter Essdruck?

Damit eine Reise für Sie nicht in puren Stress ausartet, beachten Sie einfach ein paar Tipps:

- Vermeiden Sie Urlaube mit Personen, mit denen Sie Konflikte haben und die selbst Probleme mit dem Essen oder ihrem Körper bzw. ihrem Aussehen haben und dies immer wieder thematisieren.
- Suchen Sie sich Urlaubsziele, an denen Sie gute Speisen bekommen können. Buffets im Hotel oder Selbstverpflegung in einer Ferienwohnung sind immer hilfreich.
- Gönnen Sie sich Neugierde. Probieren Sie auch mal landestypische Speisen. Neue, unbekannte Geschmacksrichtungen werden Ihr Essverhalten weiter normalisieren. Und genießen Sie dabei! Auch kleine Portionen können da schon hilfreich sein. Wichtig ist: Achten Sie auf Regelmäßigkeit und weiterhin auf die Mengen. »Häppchen« hier oder dort sollten Sie auch im Urlaub vermeiden!
- Sorgen Sie für Zwischenmahlzeiten und richten Sie sich nicht nach den Essgewohnheiten Ihrer Begleiter/Gruppe. Viele Menschen essen im Urlaub nur zwei Mahlzeiten. Die sind dann aber ziemlich üppig und könnten für Sie persönlich Auslöser für einen Essanfall sein. Oder Sie verfallen wieder in Hungerphasen, weil nur zwei Mahlzeiten für Sie zu wenig sind. Die Portionen werden bei Ihnen sicherlich nicht so groß sein wie bei Ihren Begleitern. Die Gefahr abzunehmen ist hier groß.
- Orientieren Sie sich an den Mengenvorgaben aus den Rezepten und Wochenplänen hier im Buch. So bekommen Sie zunehmend ein Gespür für die Mengen, die ein normales Essverhalten ausmacht.
- Bitte verlieren Sie im Urlaub nicht Ihr Ziel aus den Augen: ein normales, gesundes Essverhalten (wieder) zu erlernen!

Einladungen bei Familie oder Freunden

Die Situation bei Familienfeiern oder Festen von Freunden ist ähnlich wie im Urlaub. Der Zeitrahmen ist zwar relativ kurz, aber ein Tag mit Eltern, Großeltern und anderen Verwandten und Bekannten kann trotzdem schon zu schwierigen Situationen führen.

Vermeiden Sie Provokationen! Was wir damit meinen? Wenn Sie beispielsweise noch untergewichtig sind, regen Sie allein schon durch Ihr Aussehen an, dass Sie ständig zum Essen aufgefordert werden. Wenn Sie dann alle Speisen ablehnen, am Essen herumkritisieren, nur selbst mitgebrachtes Essen zu sich nehmen oder ähnliche Verhaltensweisen zeigen, dann verschärfen Sie das Problem. Diesen Stress sind Sie los, wenn Sie wieder normalgewichtig sind und Ihre Speisenauswahl variationsreicher wird.

Bei einer Bulimie oder Binge-Eating-Störung bewegen sich das Gewicht und damit das Aussehen häufig nicht so deutlich sichtbar im Mangelbereich. Bulimie lässt sich perfekt verbergen. Das ist aber kein Freifahrtschein, bei Einladungen über die Maßen zu essen und später wieder zu erbrechen. Auch hier gilt: Regelmäßige Mahlzeiten und normale Portionen essen und nicht im Stillen so etwas denken wie »Dann esse ich eben morgen nichts oder faste für die nächste Zeit«.

Nicht aus dem gewohnten Rhythmus bringen lassen

Sinnvoll ist es, gezielt die Speisen zu wählen, die Sie mögen. Und wenn nichts dabei ist oder wenn es nur fettreiche Speisen gibt, z.B. Bratwürstchen, Kartoffelsalat mit Mayo, Sahnetorten, Streuselkuchen oder andere »Fettbomben«, die Sie normalerweise nie essen würden? Dann machen Sie Kompromisse, wenn Sie es vertreten können. Fragen Sie sich ganz bewusst: »Habe ich nicht vielleicht doch Hunger auf diese Bratwurst?« Sind Sie hungrig, dann essen Sie mit Genuss die angebotenen Speisen. Hören Sie erst auf zu essen, wenn Sie wirklich satt sind, und nicht dann, wenn Sie meinen, satt sein zu müssen. Nur so lernt Ihr Körper wieder, diese Signale richtig zu senden. Gehen Sie Ihren eigenen Bedürfnissen nach. Eine Orientierung an Ihren Mitmenschen kann nur dann hilfreich sein, wenn diese sich nicht übermäßig auf Feiern vollstopfen. Dies ist leider bei vielen Menschen immer wieder mal der Fall. Ist das dann normales Essverhalten? Darüber lässt sich sicherlich streiten. Aber fangen Sie an, selbst auf sich zu achten und nicht für andere etwas zu tun oder zu lassen.

Lassen Sie sich nichts aufzwingen. Seien Sie mutig! Sagen Sie kurz und bestimmt: »Nein danke, ich bin gut gesättigt. Es war sehr lecker!« Vielleicht sind die Leute um Sie herum dann kurz verblüfft, aber Ihnen wird mit großer Wahrscheinlichkeit nichts mehr zu essen aufgedrängt. Dadurch vermeiden Sie ein Zurückfallen in alte Verhaltensmuster und fühlen sich darüber hinaus auch selbstbewusster.

Eine neue Partnerschaft

Einen Mann oder eine Frau kennenlernen, sich in jemanden verlieben – das ist normalerweise wunderschön. Für Personen, die an einer Essstörung erkrankt sind, kann es aber zu einer großen Herausforderung werden. Sie möchten einen guten Eindruck machen. Sie möchten die andere oder den anderen für sich gewinnen. Sie möchten nicht als »krank« oder »schwierig« wahrgenommen werden. Sie haben nun die Chance auf eine Beziehung, wie Sie sie sich wünschen. Das möchten Sie sich auf keinen Fall verderben …

Eine solche Situation kann Sie unter Druck setzen. Vielleicht hatten Sie noch nie eine intime Beziehung. Vielleicht haben Sie Zurückweisungen erlebt, auch abwertende Bemerkungen über Ihren Körper oder Ihre sexuelle Anziehung. Vielleicht haben Sie Angst vor Sexualität oder Sie benutzen diese, um Ihr Selbstwertgefühl zu verbessern. Essgestörte Personen haben in engen Beziehungen oft Probleme. Magersüchtige oder ehemals Magersüchtige neigen oft dazu, sich eher zu sehr abzugrenzen. Bulimikerinnen oder Menschen mit Binge-Eating-Störung neigen oft dazu, sich zu sehr auf den anderen einzustellen. Vielleicht möchten Sie sich als ideale Partnerin mit einem perfekten Körper präsentieren, um den anderen zu gewinnen. Oder Sie möchten Ihre Angst, auch vor der Sexualität, bannen, indem Sie hungern oder zu viel essen.

Lieber langsam angehen lassen

Achten Sie darauf, dass Sie sich nicht überfordern. Sie müssen nicht am Anfang alle Ihre Probleme auf den Tisch legen und Sie müssen auch keinen Sex haben, wenn Ihnen nicht danach ist. Eine behutsame Annäherung ist oft für beide Seiten besser. Sie lernen sich gegenseitig langsam kennen. Wenn Sie relativ sicher sind, dass es mit der Beziehung etwas Festes werden kann, sollten Sie auch über Ihre Essstörung sprechen.

Partner von Essgestörten oder ehemals Essgestörten haben oft kein Bild von den Schwierigkeiten, die mit einer solchen Erkrankung und deren Überwindung verbunden sind. Manchmal haben Partner von Essgestörten selbst ein Problem mit dem Essen, ihrem Körper oder mit Substanzmissbrauch, ohne dass ihnen das bewusst ist. All das muss angegangen werden, eventuell in Paargesprächen bei Ihrem Therapeuten.

Den meisten Essgestörten gelingt es mit der Zeit, funktionierende und befriedigende Partnerschaften aufzubauen, in denen sie sich wohlfühlen.

Krisen, Rückschläge und Rückfälle

Sie haben Ärger in der Schule oder am Arbeitsplatz, Konflikte mit den Eltern oder Freunden? Sie haben finanzielle Sorgen, eine Trennung erlebt oder sogar den Tod eines geliebten Menschen? Sie verändern Ihr Essverhalten automatisch oder denken daran, es zu tun? Darüber hinaus verspüren Sie wieder folgende Gefühle und Gedanken?

- »Einmal essgestört – immer essgestört.«
- »Ich schaffe es doch nicht.«
- »Ich bin wieder in Gefahr zu hungern.«
- »Meine Magersucht bin ich los; jetzt habe ich Angst, bulimisch zu werden.«
- »Meine Gedanken und mein Verhalten kreisen wieder um Essen oder Nichtessen.«
- »Mein Körper und ich, wir taugen beide nichts.«
- »Jetzt ist sowieso alles egal.«

Die Tendenz zu gestörtem Essverhalten ist meist das Ventil und der Gradmesser Ihrer persönlichen Belastbarkeit. Nicht alles kann einfach so aus der Welt geschafft werden.

Der Weg aus der Essstörung ist kurvenreich, holprig und anstrengend, manchmal zermürbend. Sie brauchen immer wieder viel Geduld – darüber müssen Sie sich bewusst sein. Krisen und schwierige Situationen gehören dazu. Es gibt nicht nur Schwarz und Weiß, sondern auch Graustufen. Die Neigung zu alten Verhaltensweisen sowie Rückschläge oder gar Rückfälle sollten Sie sich daher nicht übelnehmen. Aber: Solche kritischen Situationen kommen nicht »einfach so«. Überlegen Sie, was sie ausgelöst haben könnte. Wenn Sie alleine nicht weiterkommen, kann Sie dabei vielleicht auch eine Freundin, Ihr Partner, Ihre Familie oder Ihr

Therapeut unterstützen. In der Regel lassen sich mit etwas Geduld Auslöser erkennen. Manchmal braucht es dazu auch länger.

Eventuell hilft es Ihnen, sich noch einmal die schlimmste Zeit Ihrer Erkrankung vor Augen zu führen. Möchten Sie da wieder hin? Seien Sie sich bewusst: Eine einzige Hungerwoche beispielsweise bedeutet wieder wochenlanges Auffüllen und Zunehmenmüssen! Das macht im Grunde noch mehr Druck, oder?

Akzeptieren Sie in schwierigen Phasen, dass Sie ganz besonders auf sich achten müssen. Gut ist es, wenn Sie weiterhin in kleinen Schritten denken und handeln, das heißt schrittweise kleine Erfolge sammeln. Machen Sie sich klar: Jeder gute »Ess-Tag« ist ein Schritt in die richtige Richtung. Geduld ist auch hier ganz wichtig.

Neigung zu alten Verhaltensweisen

Menschen zeigen eine generelle Tendenz, bei Krisen oder Spannungssituationen auf Verhaltensmuster zurückzugreifen, die sie vorher eingesetzt haben, um ein Gefühl von Sicherheit oder emotionaler Ausgeglichenheit zu erlangen. Diese Verhaltensmuster werden auch dann eingesetzt, wenn sie eigentlich schädlich waren und die eigene Entwicklung hemmten. So ist es nicht verwunderlich, dass Personen, die an einer Essstörung litten, in Konflikt- und Krisensituationen wieder zu essgestörtem Verhalten neigen. Die im Folgenden aufgeführten Handlungen bzw. Situationen sollten Sie unbedingt bewusst reflektieren und hier entsprechend gegensteuern.

Sie fangen (wieder) an, im Essen herumzustochern?

Haben Sie eine Speise vor sich stehen, die Sie eigentlich nicht mögen, nicht riechen können, die Sie vielleicht sogar anekelt? Dann achten Sie doch in Zukunft darauf, dass Sie nur Dinge essen, die Sie lecker finden und die Ihnen guttun. Dabei sollten Sie keine Bewertung – »gesund« oder »ungesund« – vornehmen! Ist das schon möglich? Ansonsten ist es hilfreich, neue unbekannte Lebensmittel und Gerichte auszuprobieren und damit zu experimentieren – dies erweitert Ihren Speiseplan und fördert einen unbefangeneren Umgang mit dem Essen. Blättern Sie also zum Beispiel im Rezeptteil dieses Buches und suchen Sie sich etwas aus, was Sie neugierig macht.

Sie lassen Mahlzeiten ausfallen?

Die Abstände zwischen den Mahlzeiten werden größer oder Sie lassen das Frühstück oder Zwischenmahlzeiten ganz weg? Ihr Hunger- und Sättigungsgefühl scheint noch nicht ausreichend wiederhergestellt zu sein oder ist immer wieder labil. Die einzig richtige Lösung besteht darin, regelmäßig die Mahlzeiten einzuhalten, auch wenn Sie keinen Hunger oder Appetit verspüren. Dies wird sich später wieder von allein einstellen. Planen Sie die Mahlzeiten weiterhin in Ihren Alltag bewusst ein. Dafür muss Zeit sein. Denn nur wer sich gut, sprich regelmäßig und ausgewogen ernährt, kann auch leistungsfähig sein und bleiben.

Sie finden Ausreden, um nicht mehr mit anderen zu essen?

Vermeintliche »gute Gründe«, nicht an Mahlzeiten teilzunehmen, finden Sie immer wieder: Hausaufgaben, Termine, zu viel Arbeit, die liegen geblieben ist … Das alles sind keine Argumente, nicht regelmäßig zu essen. Sie wollen doch die Essstörung überwinden. Und das geht nur durch Regelmäßigkeit.

Sie essen in Eile, hastig und verschlingen große Mengen?

Lassen Sie sich bewusst mehr Zeit für Ihre Mahlzeiten. Nur wer in Ruhe isst, kann auch ein Sättigungsgefühl wahrnehmen. In der Regel tritt dieses erst nach ca. 20 Minuten ein. Feste Pausenzeiten und Essplätze unterstützen dies. Versuchen Sie, wieder mehr darauf zu achten, auch wenn es Ihnen eine ganze Weile lang schwerfällt.

Sie essen »nebenbei«?

Wenn beispielsweise das Fernsehprogramm so öde ist, dann schalten Sie es doch ab! Vermeiden Sie in Esssituationen alle Arten von Nebentätigkeiten. Lesen oder Telefonieren gehören auch dazu. Beim Essen gilt: Bitte nur darauf konzentrieren! Wenn Sie Langeweile und nichts zu tun haben, suchen Sie sich – statt Essen – eine andere Beschäftigung: aufräumen, putzen, eine Freundin anrufen, eine Runde spazieren gehen … Seien Sie kreativ.

Sie gehen auf »Futtersuche«?

Sie stöbern bei Ihrem Partner oder Ihren Eltern im Kühl- oder Vorratsschrank nach Süßigkeiten? Sie wollen nachts noch »schnell an die Tanke«, um etwas zu besorgen? Sie haben die Nummer des Pizza-Service schon auf dem Handy-Display? Dann ist die höchste Alarmstufe erreicht. Führen Sie sich vor Augen: Fressattacken rauben Ihnen Zeit, Geld und Nährstoffe. Ihr Selbstwertgefühl ist vielleicht sogar wieder im Keller? Bauch-, Kopfschmerzen und Muskelkrämpfe stellen sich ein. Lohnt sich das? Verstärken Sie damit die Krise nicht noch mehr?

Weitere problematische Verhaltensweisen:

- Sie machen länger und öfter Sport als vereinbart, vielleicht sogar heimlich?
- Sie essen nur nach einer Bewegungseinheit?
- Sie kaufen Lebensmittel, die Sie früher für Essanfälle verwendet haben, und horten diese?
- Sie stehlen Geld von Angehörigen, um für Fressanfälle einzukaufen?

- Sie essen heimlich?
- Sie kochen wieder größere Portionen, als Sie eigentlich bei dieser einen Mahlzeit verzehren würden?
- Sie portionieren teelöffelweise oder in noch kleineren Portionen?
- Sie kaufen nur Light-Produkte sowie fettarme Milchprodukte und Wurstwaren?
- Sie hinterlassen Reste auf dem Teller, lassen einzelne Komponenten einer Mahlzeit komplett weg, rühren beispielsweise das Fleisch überhaupt nicht an, weil sie angeblich satt sind? Werden Nahrungsmittel versteckt, verschmiert oder fallen gelassen? Sie sparen Fette ein, verbieten sich einzelne Lebensmittel und begrenzen dadurch die Lebensmittelauswahl?

Birgit (28), ehemals magersüchtig

Ich habe mich wieder stärker eingeschränkt

» *Meine Magersucht hatte ich nach zwei Klinikaufenthalten und einer langen ambulanten Therapie, in die auch meine Familie einbezogen war, ganz gut überwunden: Ich habe einen BMI von 21, meine Regelblutung kommt regelmäßig, ich kann meinen Körper im Großen und Ganzen akzeptieren, mit meinem Freund habe ich eine sexuelle Beziehung, die meistens befriedigend ist, im Beruf komme ich gut zurecht, ich habe eine eigene Wohnung. Allerdings merke ich, dass ich mitunter dazu neige, mich beim Essen zu kontrollieren und einzuschränken. Neulich hatte ich in der Abteilungskonferenz eine Diskussion mit einem Kollegen. Dabei wurde ich heftiger, als die anderen es eigentlich von mir gewohnt sind, und konnte mich letztlich durchsetzen. Das war mir irgendwie peinlich. Gegenüber meinen Kollegen, die eine andere Ansicht vertraten, hatte ich Schuldgefühle, als ob ich sie besiegt hätte. Naja, so war es ja auch eigentlich. In der Kantine habe ich dann nur noch einen Salat gegessen, abends gar nichts mehr. Morgens war ich sehr unruhig. Ich war schon drauf und dran, das Frühstück wegzulassen, da merkte ich, was los war – zum Glück. In der Therapie hatten wir oft darüber gesprochen, dass ich ein Problem habe, meine Interessen zu vertreten, und denke, ich würde mir zu viel nehmen. Das war schon in der Klinik in der Gruppentherapie so, wenn ich mich da behauptet habe. Diese Tendenz sitzt offensichtlich sehr tief, obwohl sie mir eigentlich klar ist. Es ist fast wie ein Reflex. Das Hungern diente schon immer dazu, mich einzuschränken und für das »Zuvielwollen« zu bestrafen. Ich komme jetzt mit vielen Situationen ganz gut recht, aber diese Neigung ist immer noch da, und ich muss mir stets ins Gedächtnis zurückrufen, was ich mit erarbeitet habe. Ich habe dann doch gefrühstückt und den Konflikt mit dem Kollegen habe ich, obwohl er spürbar verärgert war, ausgehalten.*

Tanja (32), früher bulimisch

Und dann habe ich mich wieder übergeben

» *Das letzte Wochenende war ziemlich hektisch. Schon in der Woche vorher war ich sehr gestresst, weil ich Nachtdienst hatte. Dann wurde am Sonntag noch unser Sohn krank, wir mussten zum Notdienst. Das hatte uns gerade noch gefehlt. Der ganze Tag war ein einziges Gehetze. Schließlich haben wir uns die Arbeit geteilt, mein Mann und ich, obwohl er eigentlich etwas im Garten machen wollte. Ich habe mich um unseren Älteren und seinen Keuchhusten gekümmert und er sich um unseren Jüngeren, damit der sich nicht auch noch ansteckt. Mir war natürlich klar, dass meine freien Tage, in denen ich auch etwas für mich machen wollte, dahin waren. Als mein Sohn dann endlich schlief, habe ich mir den Fischauflauf vom Samstag noch einmal warm gemacht. Ich habe sehr hastig gegessen, mehr als sonst, ich habe das gar nicht gemerkt, weil ich so angespannt war. Plötzlich fühlte sich mein Bauch voll und dick an. Irgendwie habe ich Panik bekommen und dann habe ich mich doch übergeben. Das erste Mal seit einem halben Jahr nach Beendigung meiner Behandlung. Danach fühlte ich mich ziemlich mies. Am nächsten Morgen habe ich tatsächlich das Frühstück weggelassen. Mein Mann merkte das und sprach mich darauf an. Ich habe einen Schrecken bekommen. Dann habe ich am späten Vormittag ein Müsli gegessen. Ich habe gedacht: »Lass dich jetzt nicht aus der Bahn werfen. Du hast einmal zu hastig und zu viel gegessen, weil du unter Druck warst. Dann hast du Panik bekommen und dich übergeben. Jetzt mache normal weiter, auch die stressige Phase wird vorübergehen.« Dann habe ich mir überlegt, was ich trotz dieser Anstrengung für mich tun kann. Ich spiele jetzt wieder ein bisschen Keyboard. Es beruhigt auch meinen Sohn und er schläft besser.*

Rückschläge und Rückfälle

Der Begriff »Rückfall« suggeriert, dass man wieder dort angekommen ist, wo man angefangen hat – so wie im Mythos von Sisyphos, bei dem der Stein immer wieder vom Berg hinunterrollt, und der jedes Mal wieder mit der ganzen Plagerei des Hinaufrollens beginnen muss. So ist es bei Rückschlägen nicht. Rückschläge werden nicht automatisch zu einem Rückfall. Und auch bei Rückfällen muss nicht jedes Mal ganz von vorne, beim »Punkt Null«, angefangen werden.

Echte Rückfälle sind dadurch gekennzeichnet, dass die Essstörungssymptome fast ganz oder vollständig, und das über längere Zeit, das heißt drei bis vier Monate oder sogar länger, kontinuierlich wieder vorhanden sind.

Bei Rückschlägen und auch Rückfällen dürfen Sie sich auf keinen Fall von dem Gefühl überrumpeln lassen, dass »jetzt sowieso alles egal und verloren ist«, wo die alten Verhaltensweisen wieder eingerissen sind. Lassen Sie sich nicht in das alte Schwarz-Weiß-Denken hineindrängen. Verurteilen Sie sich nicht für diese »Schwäche«. Eine negative Bewertung lähmt Sie nur – und das ist hinderlich für den weiteren Weg.

Holen Sie sich Hilfe

Wenn die alte Symptomatik für eine Weile wieder voll auftritt und Sie Ihre Verhaltensweisen nicht mehr allein steuern können, holen Sie sich unbedingt professionelle Hilfe, zum Beispiel bei Ihrem früheren Therapeuten. Je eher, desto besser! Manche Betroffene schämen sich und möchten dies möglichst vermeiden. Manche scheuen sich auch, ihren Therapeuten reinen Wein einzuschenken, wenn sie sich einmal durchgerungen haben, sie wieder aufzusuchen. Das ist menschlich und nachvollziehbar, aber leider nicht hilfreich. Wie immer ist Offenheit am günstigsten.

Erfahrene und auf Essstörungen spezialisierte Therapeuten merken in der Regel sowieso, wie es um ihre Patienten steht, wenn sie wiederkommen.

In der Regel lässt sich ein Auslöser für das Wiederauftreten einer Essstörung finden und bearbeiten. In den meisten Fällen kann auf vorhergehende Therapieerfahrungen zurückgegriffen werden. Die Betroffenen können Mittel zur Bewältigung, die sich schon vorher bewährt hatten, wieder aufgreifen und einsetzen. So fallen die jeweiligen Behandlungen meist kürzer aus als vorher.

Nur mit Unterstützung können Sie verstehen, wie die Krise entstanden ist, und daraufhin die auslösende Situation aktiv ändern. Dann können Sie auf Ihrem Weg mit neuer Energie fortschreiten.

Notfallmaßnahmen bei Rückfällen

An dieser Stelle möchten wir auf unbedingt erforderliche Maßnahmen nach dem Erbrechen und/oder Missbrauch von Abführmitteln hinweisen. Was Sie jetzt dringend benötigen, sind Elektrolyte. Vor allem der entstandene Kaliummangel kann zu Darmträgheit und sogar zu Herzrhythmusstörungen führen.

- Trinken Sie Apfelsaftschorle, gemixt aus einem Teil Apfelsaft (100 % Saftanteil) und zwei Teilen Mineralwasser. Das Mineralwasser sollte einen sehr hohen Mineralstoffgehalt aufweisen, das heißt mindestens 100 mg/l Magnesium, mindestens 300 mg/l Kalzium und mindestens 1500 mg/l Hydrogencarbonat. Nur so werden die Nährstoffdefizite in Grenzen gehalten. Eine Prise Kochsalz kann übrigens auch nicht schaden.
- Meiden Sie große Mengen Leitungswasser, denn dieses wird aufgrund der fehlenden Mineralien vom Körper kaum aufgenommen. Es schwemmt den Körper nur noch mehr aus.

- Gemüsesäfte sind ebenfalls kaliumreich und führen zu einem schnellen Elektrolytausgleich. Diese Säfte puffern die Magensäure ab und sind in der Regel sehr magenverträglich.
- Magen- und Darmkrämpfe sind häufig die Folgen von Erbrechen und dem Missbrauch von Abführmitteln. Anis-Fenchel-Kümmel-Tee kann wohltuend wirken; auch eine Wärmflasche auf dem Bauch kann die Beschwerden lindern, denn sie bewirkt, dass sich der Darm entkrampft.
- Eine würzige Gemüsesuppe hilft auch sehr schnell. Ein bis zwei Hände voll gemischtes (Tiefkühl-)Gemüse, Wasser und Gemüsebrühe etwa 10–15 Minuten lang köcheln, eventuell pürieren und fertig ist Ihre Krankenkost.
- Bei Essanfällen ohne anschließendes Erbrechen kann es zu unerträglichem Völlegefühl und Blähungen sowie Fettstühlen (Durchfälle mit hohem Fettanteil) kommen. Hier helfen Wärmflasche, Kräutertees und kohlensäurefreie Mineralwässer.

Generell gilt: Auch nach Essanfällen essen Sie wieder ganz normal nach Ihrem Plan. Fangen Sie nicht an, zu »sparen« oder Mahlzeiten auszulassen. Machen Sie so weiter, wie es in der Klinik oder der Ernährungsberatung abgesprochen wurde.

Hilfestellungen für Angehörige

Sie bemerken bei Ihrem Kind, Ihrem Partner oder Ihrer Freundin wieder alte Verhaltensmuster? Sie wissen nicht, wie Sie damit umgehen sollen und fühlen sich überfordert? Viele Angehörige verspüren von Zeit zu Zeit mal die Angst, dass es zu einem Rückfall kommen könnte. Dass Partnern oder Familienmitgliedern die Essstörung »in die Knochen fährt«, ist ganz natürlich und der Schwere der Erkrankung in aller Regel angemessen.

Auch die Unsicherheit, die Bedenken offen anzusprechen, ist eine normale und gesunde Reaktion. Für Angehörige von erkrankten Personen ist es häufig sehr schwierig, angemessen zu reagieren. Den »einzig richtigen Weg« gibt es nicht. Vielen fällt erst im Nachhinein auf, in welchen verschiedenen Ausprägungen sich essgestörtes Verhalten zeigen kann. Auch wenn die Betroffenen nach einem Klinikaufenthalt wieder nach Hause kommen, ist leider oft noch lange nicht alles wieder gut!

Ansprechen, aber wie?

Grundsätzlich gilt: Wie alle Gefühle in der Familie oder in der Partnerschaft haben auch Ihre Ängste ihre Berechtigung. Teilen Sie Ihre Wahrnehmungen mit, sprechen Sie das Problem offen an – klar, deutlich und ohne Moralisieren. Behalten Sie den eigenen Standpunkt, erkennen Sie dabei aber die Gefühle des Betroffenen an. Setzen Sie sich zum gemeinsamen Gespräch zusammen. Bestehen Sie darauf, dass Ihre Tochter, Ihr Sohn oder Ihre Partnerin das Problem, das heißt das Zurückfallen in alte Verhaltensweisen bzw. den Rückschlag, in der Therapie bespricht, oder bringen Sie es selbst in die Familien- bzw. Paartherapie ein.

Zeigen Sie Verständnis und kreiden Sie dem Betroffenen einen Rückfall nicht an. Helfen Sie dabei herauszufinden, warum es dazu gekommen ist. Verbote, extreme Kontrollen und eigene disziplinarische Strafmaßnahmen bringen jedenfalls keine Lösung für essgestörtes Verhalten.

Brigitte (20), anorektisch

Dann habe ich vier Kilo abgenommen

» *Im Anschluss an meine Therapie habe ich meine Erfolge zunächst eine Zeitlang halten können. Aber vor einigen Wochen ging es wieder los. Ich steckte mitten in den Uni-Klausuren. Ich habe mich sehr unter Druck gesetzt. Ich hatte auch ein mieses Gefühl, weil ich im Semester nicht so viel gelernt und mehr mit Freundinnen und Freunden unternommen hatte. Genau das hatte ich mir ja auch schon in der Therapie vorgenommen und begonnen umzusetzen. Jetzt hatte ich ein ziemlich schlechtes Gewissen. Außerdem habe ich eine Kommilitonin, Barbara, die isst anscheinend fast gar nichts und bringt in den Seminaren immer sehr gute Leistungen. Sie geht zwar mit in die Mensa, trinkt aber meistens nur Wasser oder Kaffee oder beides. Irgendwie hat mich das auch unter Druck gesetzt. Ich dachte wieder wie früher: »Die schafft etwas, was du nicht schaffst. Gut im Studium und wenig essen, sehr dünn sein.« Bei den Klausuren war ich dann sehr unsicher. Danach hat es mich gewurmt, dass ich die meisten mit »gut« abgeschnitten hatte und nicht mit »sehr gut«. Das alte Leistungsdenken kam wieder zum Vorschein. Ich trieb mehr Sport, aß weniger und systematisch ab 15.00 Uhr gar nichts mehr. Das ging über acht Wochen. Ich habe tatsächlich vier Kilo abgenommen und jetzt wieder einen BMI von 18. Da habe ich jemanden aus meiner alten Gruppe angerufen. Sie hatte auch Magersucht, wir waren uns ziemlich ähnlich. Sie hat die Sache ziemlich schnell auf den Punkt gebracht: dass ich wieder konkurriere, wie früher mit meiner Schwester, dass mein Perfektionismus wieder sehr aufgelebt ist, und auch, dass ich ein schlechtes Gewissen gegenüber meinen Eltern bekommen habe, weil ich im Studium nicht ganz so viel gemacht habe. Ich habe dann mit meinen Eltern gesprochen. Denen war auch schon aufgefallen, dass ich abgenommen hatte. Sie waren erschrocken und dachten, es könnte jetzt wieder von vorne losgehen.*

Das Gespräch hat mich entlastet. Hier konnten wir ganz gut auf die Familientherapie zurückgreifen. Danach fühlte ich mich nicht mehr so unter Druck. Ich habe dann wieder von selbst angefangen, mehr zu essen. Ich habe mir meinen Plan von der Ernährungsberaterin wieder herausgeholt und mich einfach danach gerichtet. Jetzt muss ich sehen, wie es weitergeht. Vielleicht schaffe ich es ja so, auch mit der Freundin aus der Gruppe. Sonst muss ich mich wieder an meinen Therapeuten wenden.

Karola (27), bulimisch

Ich hatte mein Selbstwertgefühl zu stark von meinem Freund abhängig gemacht

» *Ich bin wieder voll in meine Bulimie zurückgefallen. Über vier Monate hatte ich wieder fast jeden Abend einen Essanfall, manchmal sogar mehrere am Tag. Ich hatte mir auch wieder Abführmittel besorgt und auch genommen. Wie das alles kam, ist mir eigentlich erst im Nachhinein klar geworden: In meiner Beziehung kriselte es. Rolf war unaufmerksamer, erzählte mir von Kolleginnen, die er sympathisch fand, und wenn wir im Straßencafé saßen, schaute er häufig anderen Frauen hinterher. Ich dachte automatisch, wie früher vor meiner Therapie: »Die sind dünner und sehen besser aus als du«. Mit dem Sex lief es auch nicht mehr richtig. Wenn ich Rolf verführen wollte, ließ er mich häufig abblitzen. Dann sagte er, er habe eigentlich keine Lust mehr und brauche mal Abstand. Eines Abends, als ich mit einer Freundin im Kino war, habe ich ihn mit einer seiner Kolleginnen gesehen. Dazu kam dann noch zu allem Überfluss Stress im Job. Abends allein zu Hause habe ich dann gefuttert und mich übergeben, wie in alten Zeiten. Ich rutschte immer mehr rein. Ich habe wieder gezielt für die Essanfälle eingekauft. Schließlich habe ich mich auch bei der Arbeit übergeben. Eine Kollegin hat das gemerkt und mich darauf angesprochen. Da habe ich Angst bekommen. Im Nachhinein denke ich, war das mein Glück. Ich habe dann meinen Therapeuten angerufen. Ich musste mich wahnsinnig überwinden. Ich dachte, ich bin die letzte Versagerin. Heute bin ich froh, dass ich es gemacht habe. Wir haben dann noch einmal ein halbes Jahr miteinander gearbeitet. Mir wurde deutlich, wie sehr ich mein Selbstwertgefühl von Rolf abhängig gemacht und mich an die Beziehung geklammert hatte. Mir wurde auch klar, dass ich hier die Bestätigung gesucht habe, die ich bei meinem Vater so oft vermisst hatte. Der Therapeut machte mir klar, dass solche Gefühle auch nach einer Therapie, die gut gelaufen ist, nicht einfach weg sind, dass man immer wieder neu mit ihnen umgehen lernen muss und dass das sehr lange dauern kann. Das hat mich ziemlich entlastet. Auch, dass er nicht entsetzt war, dass ich wieder bulimisch war. Wir haben dann auch wieder Essprotokolle geführt. Allmählich habe ich wieder normaler gegessen. Von Rolf habe ich mich dann endgültig getrennt und die Probleme mit meiner neuen Chefin habe ich offen angesprochen. So hat sich manches geklärt.*

Verena (32), anorektisch

Ich bin froh, dass ich noch einmal in der Klinik war

» *Mehrere Jahre konnte ich einen BMI von 20 ganz gut halten. Ich habe regelmäßig gegessen. Ich habe mich sehr wohlgefühlt. Mit Max hatte ich sogar geplant, irgendwann Kinder zu bekommen. Das hatte ich mir früher nie vorstellen können. Mit 16 hatte ich einen BMI von 12, musste künstlich ernährt werden. Insgesamt hatte ich eineinhalb Jahre meines Lebens in Kliniken verbracht, vier Jahre in ambulanter Therapie. Jetzt vor ungefähr einem Jahr habe ich wieder angefangen zu hungern. Das kam schleichend. Ich habe weniger gegessen, dann ganze Mahlzeiten weggelassen, das ganze Programm. Gleichzeitig habe ich mich richtig in die Arbeit gestürzt. Ich habe jede Woche 80 Stunden gearbeitet.*

Schließlich schimpfte Max immer mehr, wir hätten kaum noch Zeit für uns. Auch mein Chef und meine Kollegen waren beunruhigt. Mit meinen Freundinnen hatte ich nur noch sehr wenig zu tun. Schließlich blieb meine Regelblutung wieder aus. Ich bekam trockene Haut, Haarausfall, oft war mir schwindelig. Gegenüber Max stellte ich mich taub. Als dann aber mein Chef drohte, mich zu entlassen, wenn ich nicht etwas unternehme, bin ich dann doch zu meiner alten Hausärztin gegangen. Die wurde richtig blass, als sie mich sah. Aber ich habe es immer noch nicht wahrhaben wollen. Das Blutbild war katastrophal, ich hatte einen BMI von knapp 16. Ich bin dann wieder zu meiner Therapeutin. Das war mir äußerst unangenehm. Ich wollte ihr diese Niederlage – so hatte ich es empfunden – nicht zeigen. Als sie eine stationäre Aufnahme vorschlug, wollte ich zuerst aus dem Behandlungszimmer rennen. Dann habe ich es irgendwann eingesehen und bin noch einmal in meine alte Klinik zurück. Auch das habe ich zunächst als Niederlage empfunden. Allerdings konnte ich sehr gut an meine frühere Behandlung anknüpfen. Mir wurde klar, was alles zu dieser Krise geführt hatte. Die Körpertherapie und auch die Musiktherapie haben mir sehr geholfen, wieder einen Zugang zu meinem Körper zu finden, der unter dem permanenten Leistungsdruck wieder völlig in Vergessenheit geraten war.

Drei Monate war ich in der Klinik. Jetzt habe ich wieder einen BMI von 19 und mir geht es relativ gut. Ich halte mich wieder an meinen Essplan, auch wenn es mir manchmal gezwungen vorkommt. Die Arbeit habe ich so weit reduziert, dass ich mit ca. 45 Stunden in der Woche hinkomme. Ich bin wieder stärker bei mir und spüre auch viel mehr Kraft.

Franz (35), Partner einer Betroffenen

Ich hatte Angst, dass es wieder losgeht

» *Meine Freundin Laura hat ihre Bulimie weitgehend überwunden. Bei einer Reihe von Therapiegesprächen war ich dabei. Neulich hatte ich große Angst, dass es wieder losgeht mit der Bulimie. Laura war so gereizt, sie sagte nichts, schaute ins Leere. Ich hatte das Gefühl, ich erreiche sie nicht mehr. Erst war ich unsicher. Die Betroffenen sollen ja von selbst kommen, und man soll sich als Angehöriger nicht zu sehr einmischen … Dann habe ich aber doch etwas gesagt: »Ich kann da auch schiefliegen, aber in den letzten Tagen habe ich das Gefühl, es geht wieder los. Du wirkst so abwesend. Ich habe Angst.« Laura sagte erst mal gar nichts. Ich hab sie in Ruhe gelassen und mich mit einem Freund auf ein Bier getroffen. Als ich nach Hause kam, weinte sie. Dann platzte es plötzlich heraus: »Ich halt das nicht mehr aus im Büro, ständig dieser Druck. In der Klinik wurde mir gesagt, ich soll auf mich achten. Jetzt gehe ich immer um sieben oder halb acht heim, und die anderen sehen mich an, als wäre ich die letzte Flasche, die gar keine Leistung bringt. Alle denken, neun bis zehn Stunden am Tag sind doch wahrlich genug, aber bei uns ist das anders …« Wir sprachen lange über ihre Arbeitssituation. Sie entschied sich dann, die Aussprache mit ihrem Chef zu suchen. Wenn es keine Lösung gäbe, müsste sie kündigen, sich was anderes suchen. Das wäre zwar hart, aber nicht unmöglich.*

Gesunde Ernährung wiederentdecken

Eine ausgewogene, vollwertige Ernährung bietet Abwechslung, Vielfalt und Genuss. Daher ist es wichtig, sich mit Nährstoffen, Mengen und Co. auszukennen.

Ernährungswissen besteht nicht darin, den Kalorien- oder Fettgehalt jedes einzelnen Lebensmittels auswendig zu kennen. Um sich wieder gesund zu ernähren, sollten Sie über die Grundlagen der Ernährung Bescheid wissen. Hier erhalten Sie die Antworten auf die wichtigsten Fragen: Welche Nährstoffe braucht der Körper zum Überleben? Welche Vitamine gibt es? Wo kommen sie vor und was bewirken sie im menschlichen Körper? Was ist eine normale Portionsgröße für Nudeln? Und wie soll eine »gesunde« Ernährung genau aussehen?

Allgemeine Empfehlungen

Es gibt sieben Lebensmittelgruppen, die in Ihrer täglichen Ernährung vertreten sein sollten. Jugendliche und Erwachsene können sich sehr gut an folgenden Mengenangaben orientieren. Für Männer gelten eher die oberen, für Frauen eher die unteren Werte. Mit diesen Mengen werden Sie gut satt und Ihr Körper wird mit allen wichtigen Nährstoffen versorgt.

Getränke: Nehmen Sie täglich mindestens 1 ½ Liter Flüssigkeit auf! Die Getränke sollten möglichst zuckerfrei sein. Am besten eignen sich Wasser, Mineralwasser oder ungesüßter Kräuter- und Früchtetee.

Getreide und Kartoffeln: Man sollte täglich reichlich Stärkebeilagen, das heißt Getreideerzeugnisse (hauptsächlich aus Vollkorn) und Kartoffeln, zu sich nehmen, am besten zu jeder Hauptmahlzeit:

- Brot (3–5 Scheiben, je 45 g) oder Getreideflocken und
- Nudeln (150–200 g, gekocht) oder
- Reis (150–180 g, gekocht) oder
- Kartoffeln (ca. 250 g, gekocht)

Gemüse und Hülsenfrüchte: Essen Sie täglich mindestens drei Portionen Gemüse; das entspricht ca. 400 g. Ob frisch oder tiefgekühlt, als Rohkost oder gegart genossen, spielt dabei keine Rolle. Abwechslung ist gut! Auch Hülsenfrüchte (wie Bohnen, Linsen, Erbsen, Soja) sollten Sie mehrmals im Monat (z. B. als Eintopf, Beilage oder Salat) genießen.

Obst: Mindestens zwei Portionen Obst (frisch oder tiefgekühlt) sollten auf Ihrem täglichen Speiseplan stehen; das entspricht ca. 300 g.

Milchprodukte: Nehmen Sie täglich Milch und Molkereierzeugnisse zu sich, z. B.:

- 250 ml Milch oder 250 g Joghurt (3,5 % Fett) und 60 g (2 Scheiben) Käse (mind. 45 % Fett i. Tr.) oder
- 150 ml Milch oder 150 g Joghurt (3,5 % Fett) und 80 g (ca. 2–3 Scheiben) Käse (mind. 45 % Fett i. Tr.)

Fleisch, Fisch, Eier: Bei diesen tierischen Erzeugnissen werden die Empfehlungen nicht pro Tag angegeben, sondern pro Woche!

- 3 Eier und
- 1 Portion (150–200 g) fettarmer Seefisch (z. B. Kabeljau, Seelachs) und
- 1 Portion (ca. 100 g) fettreicher Fisch (wie Lachs, Makrele oder Hering) und

- 2–3 Portionen (je 100–150 g) Fleisch/Geflügel/Wild und
- 2–3 Portionen (je 30 g) Wurst und Fleischwaren

Vegetarier müssen u.a. entsprechend mehr Milchprodukte und Eier verzehren.

Fette und Öle: Nehmen Sie täglich hochwertiges Streich- und Kochfett (mind. 1–2 EL Butter oder ungehärtete Margarine) und mind. 1 EL kalt gepresstes Pflanzenöl (z.B. Raps-, Oliven- oder Sonnenblumenöl) zu sich. Zusätzlich können 6–8 Nüsse oder 1–2 EL Samen (z.B. Sonnenblumenkerne, Kürbiskerne, Sesam) aufgenommen werden.

Genussmittel/Extras: Diese Extras braucht Ihr Körper nicht zum Überleben, aber man kann sie sich ruhig ab und zu – nicht unbedingt täglich – gönnen. Man sollte sie in kleinen Mengen zu sich nehmen – und das mit Genuss!

- Kaffee
- Schokolade, Gebäck und andere Süßwaren (1 Portion entspricht ca. 25–35 g)
- alkoholische Getränke
- Brausen, Limonaden- und Colagetränke (maximal 0,5 l).

Die Nährstoffe im Überblick

Gestörtes Essverhalten hat in der Regel eine Fehlernährung zur Folge. Es kommt allerdings nicht sofort zu Mangelerscheinungen. Unser Körper ist fantastisch ausgerüstet und kann lange Zeit mithilfe seiner Speicher bestimmte Defizite ausgleichen.

Das ist auch gut so, fördert allerdings bei anorektischen und orthorektischen Menschen das Fehlverhalten, weil sie sich lange gesund und fit fühlen. Hinzu kommt, dass Essgestörte in den meisten Fällen eine gestörte Körperwahrnehmung haben und häufig körperliche und seelische Schädigungen verkennen.

Prinzipiell sind natürlich alle Nährstoffe wichtig und sollten in den erforderlichen Mengen regelmäßig aufgenommen werden. Wir möchten hier nur auf die wirklich kritischen Nährstoffe bei Essstörungen eingehen.

Protein bzw. Eiweiß

Proteine sind lebensnotwendige Baustoffe für den Körper. Zellen, Enzyme und Hormone werden aus Eiweiß gebildet. Proteine bzw. deren Einzelbausteine, die Aminosäuren, sorgen außerdem für den Transport von Energie und Vitalstoffen (u. a. Vitamine, Mineralstoffe). Protein muss täglich aufgenommen werden, weil es im Körper ständig »verbraucht« wird und nicht in größeren Mengen gespeichert werden kann. Außerdem müssen die sogenannten essenziellen Aminosäuren (acht von 20) mit der Nahrung aufgenommen werden, da der Organismus sie nicht selbst herstellen bzw. zusammenbauen kann. Im Zusammenhang mit essenziellen Aminosäuren spricht man auch von der biologischen Wertigkeit eines Lebensmittels oder einer Lebensmittelkombination. Zum Beispiel hat Hühnerei eine biologische Wertigkeit von 94, Kartoffeln von 75. Wenn Sie beide Nahrungsmittel zusammen verzehren, erhalten Sie eine biologische Wertigkeit von 136! Das ist eine der besten Proteinkombinationen für den menschlichen Körper.

Weitere günstige Kombinationen sind:

- Milchprodukt + Getreide
- Ei + Soja

- Ei + Getreide
- Ei + Milchprodukt
- Milchprodukt + Kartoffeln
- Fleisch + Kartoffeln
- Ei + Bohnen
- Nüsse + Getreide
- Nüsse + Hülsenfrüchte

Hauptproteinquellen sind:

- Getreide, Kartoffeln, Hülsenfrüchte (Erbsen, Linsen, Bohnen und Sojabohnen) und Nüsse
- Milchprodukte und Ei
- Fleisch und Fisch

Diese Proteinquellen sollten regelmäßig auf dem Speiseplan stehen. Für die empfohlene Menge gilt folgender Wert: 0,8 g Eiweiß pro kg Körpergewicht pro Tag. Für eine 55 kg schwere Person heißt das beispielsweise also: 44 Gramm Eiweiß, dies entspricht 8–10 Prozent der Gesamtenergiezufuhr. Wenn Sie sich in Anlehnung an die Wochenpläne ernähren, werden Sie ausreichend mit Protein versorgt. Ein Proteinmangel führt zur Muskelschwäche, zu verminderter Belastbarkeit, in schlimmeren Fällen auch zu Herz- und Augenschäden (Erblindung). Gerade wenn Sie aufgrund Ihrer Essstörung viel Proteinsubstanz in Form von Muskeln verloren haben (typisch bei Anorexie), ist eine bewusste Proteinaufnahme enorm wichtig.

Kohlenhydrate

Unser Körper nutzt Kohlenhydrate bevorzugt als Energielieferant. Unser Gehirn benötigt täglich mindestens 140 g Kohlenhydrate, um leistungsfähig zu sein.

Es gibt folgende Arten von Kohlenhydraten:

- Monosaccharide (z. B. Traubenzucker und Fruchtzucker): stehen dem Körper sofort als Energie zur Verfügung, weil sie nicht weiter aufgespalten werden müssen
- Disaccharide (z. B. Haushaltszucker oder Milchzucker): werden nicht weniger langsam vom Körper aufgenommen
- Polysaccharide (z. B. Stärke): liefern dem Körper über einen längeren Zeitraum kontinuierlich Energie, weil die Zuckermolekülketten länger sind und deshalb mehrmals gespalten werden müssen, bevor diese als Einzelmoleküle in die Zellen transportiert werden können. Erst dann wird deren Energie nutzbar.

Der Vorteil der Polysaccharide: Zu den Polysacchariden gehören neben der Stärke auch die Ballaststoffe. Die komplexen Kohlenhydrate halten den Blutzuckerspiegel konstanter und machen länger satt – das verhindert Heißhungerattacken. Außerdem liefern Lebensmittel, die viele Polysaccharide enthalten (wie z. B. Vollkornprodukte, Obst und Gemüse), erheblich mehr Vitalstoffe, also Vitamine, Mineralstoffe und sekundäre Pflanzenstoffe. Diese unterstützen das Stoffwechselgeschehen im Körper erheblich. Obst, Gemüse und Vollkornprodukte schützen den Organismus vor Nährstoffmangel, sie liefern kontinuierlich Energie und schützen so vor Leistungsabfall oder gar Zusammenbrüchen. Die erhöhte Zufuhr von Ballaststoffen fördert zusätzlich eine regelmäßige und gute Verdauung und trägt dadurch wesentlich zum Wohlbefinden bei.

Fett

Fette liefern dem Körper doppelt so viel Energie wie Kohlenhydrate und Protein. Fettreiche Lebensmittel gelten als Kalorienbomben und Dickmacher – ein Horror für Essgestörte. Doch deshalb dürfen Fette nicht grundsätzlich gemieden werden, denn es gibt unterschiedliche Fettqualitäten und diese liefern zum Teil sogenannte essenzielle Fettsäuren. Diese kann der Körper nicht selbst herstellen, sie sind aber, wie der Name schon sagt, lebensnotwendig. Hierzu zählen auch die bekannten Omega-3-Fettsäuren. Ähnliches findet sich ja auch bei den proteinhaltigen Lebensmitteln in Form von essenziellen Aminosäuren. 30 Prozent der Gesamtenergie sollten in Form von Fett aufgenommen werden.

Ohne Fett werden Sie nicht lang anhaltend satt, und gerade bei Unterernährung werden Sie Ihr Normalgewicht niemals erreichen. Ohne die Zufuhr bestimmter Fette bzw. Öle kommt es auf lange Sicht außerdem zu Stoffwechselstörungen. Extremes Fettsparen macht also krank!

Es lassen sich drei verschiedene Arten von Fetten bzw. Fettsäuren unterscheiden:

Gesättigte Fettsäuren

Diese Fettsäuren finden sich vorwiegend in tierischen Lebensmitteln und in harten Fetten. Sie belasten den Organismus stärker, weil sie recht schwerfällig verstoffwechselt werden und viel eher im Körper »gelagert« werden, z. B. in den Blutgefäßen und als Fettdepot. Gerade die »versteckten« Fette in Wurst, Butter, Käse, Gebäck und Süßwaren bestehen überwiegend aus gesättigten Fettsäuren. Sie sollten maximal ein Drittel der Gesamtfettmenge ausmachen.

Einfach ungesättigte Fettsäuren

Diese Fettsäuren finden sich vorwiegend in Oliven- und Rapsöl. Sie sollten nicht zu stark – oder besser gar nicht – erhitzt werden. Das Öl sollte erst nach dem Brat- oder Kochvorgang zum Gericht dazugegeben werden. So nutzen Sie optimal die Nährstoffe (u. a. das fettlösliche Vitamin

E) und erhöhen den Geschmack. Mindestens ein Drittel der Gesamtfettmenge sollten in Form von einfach ungesättigten Fettsäuren aufgenommen werden.

Mehrfach ungesättigte Fettsäuren

Diese finden sich überwiegend in Nüssen, Samen und deren Ölen sowie in Distel- und Weizenkeimöl. Diese Produkte liefern neben wertvollen Vitaminen auch Mineralstoffe und hochwertiges Protein. Bis zu ein Drittel der Gesamtfettmenge sollte in Form von mehrfach ungesättigten Fettsäuren aufgenommen werden. Zu dieser Gruppe gehören auch die wichtigen Omega-3-Fettsäuren, die vor allem in fettem Seefisch (Hering, Lachs, Thunfisch, Makrele) vorkommen.

Vitamine

Vitamine gehören zu den lebensnotwendigen Substanzen, die zahlreiche Prozesse im Körper steuern bzw. unterstützen. Es gibt 13 Vitamine, wobei zwischen fettlöslichen und wasserlöslichen Vitaminen unterschieden wird.

Vitamin B_1 ist am Aufbau von Nervengewebe, an der Herztätigkeit und am Energiestoffwechsel beteiligt, unterstützt Stoffwechselabläufe in der Leber und sorgt für Leistungsfähigkeit und Wohlbefinden. Bei einer zuckerreichen Ernährung erhöht sich der Bedarf, und es kann leicht zu Mangelzuständen kommen. Essgestörte weisen häufiger einen Vitamin-B_1-Mangel auf. Die Folgen sind sehr vielseitig und reichen von Verdauungsstörungen, Müdigkeit, Appetitmangel, Gedächtnisstörungen, Nervenentzündungen, Muskelschmerzen und Muskelkrämpfen, Kribbeln in den Fingern bis hin zu Depressionen. Vitamin B_1 steckt in Vollkornprodukten, Kartoffeln, Hülsenfrüchten, Fleisch, Fisch, grünem Blattgemüse, Nüssen und Hefe.

Vitamin B_6 schützt unsere Nerven und ist wesentlicher Bestandteil proteinspaltender Enzyme. Hinzu kommen folgende Aufgaben: Bildung von Gallensäuren (Fettverdauung), Hämoglobin (Blutfarbstoff) und einigen Hormonen sowie die Stärkung des Immunsystems (unterstützt die Zellneubildung). Die Antibabypille erhöht den Bedarf an Vitamin B_6. Die Folgen eines Mangels können sein: schlechte Haut, wunde Mundwinkel, Darmbeschwerden, Müdigkeit, Niedergeschlagenheit, erhöhte Infektanfälligkeit, Depressionen, Störungen der Leberfunktion und des Nervensystems, Eisenmangel und prämenstruelles Syndrom. Vitamin B_6 steckt in Vollkornprodukten, Fleisch, Seefisch, Kartoffeln, Bananen, Soja, Avocado, Brokkoli, Kohl und grünen Bohnen.

Vitamin B_{12} ist am Aufbau der Schleimhäute, der Reifung der roten Blutkörperchen und am Proteinstoffwechsel beteiligt. Mangelerscheinungen sind Blutarmut, Schleimhautschäden und Nervenstörungen. Vitamin B_{12} steckt in allen Lebensmitteln tierischen Ursprungs, vor allem in Fleisch, Fisch, Eiern und Milchprodukten. Mangelerscheinungen treten im Wesentlichen bei vegan lebenden Menschen auf. Den Bedarf können strenge Vegetarier (Veganer) auch nicht über die Aufnahme von milchsauer vergorenem Gemüse wie Sauerkraut abdecken. Nach spätestens fünf Jahren sind in der Regel auch die Vitamin-B_{12}-Speicher des Körpers leer.

Folsäure ist für die Zellbildung und Zellteilung und somit beispielsweise auch für eine Schwangerschaft enorm wichtig. Aber auch zusammen mit Vitamin B_{12} erfüllt Folsäure wichtige Aufgaben im Eisenstoffwechsel und ist damit auch an der Blutbildung beteiligt. Ein Mangel an Folsäure ist allgemein häufig anzutreffen; bei Essgestörten umso häufiger, je mehr verarbeitete Lebensmittel (z. B. während Essanfällen) gegessen werden. Auch das Essen in Kantinen und Mensen oder andere

Außer-Haus-Verpflegung ist meist arm an Folsäure. Mangelerscheinungen sind Blutarmut, Schleimhautveränderungen, Verdauungsstörungen und Müdigkeit. Folsäure steckt in Vollkorngetreideprodukten, grünem Gemüse, Hülsenfrüchten, Käse und Eiern. Da Folsäure extrem hitzeempfindlich ist, sollten Sie häufiger rohes Gemüse essen.

Mineralstoffe

Mineralstoffe, also Mengen- und Spurenelemente, sind für Aufbau, Wachstum und Unterhalt der Körperfunktionen unentbehrlich.

Kalium ist notwendig für Stoffwechselvorgänge in Muskeln und Nerven. Kaliummangel äußert sich durch Müdigkeit, Übelkeit, Muskelschwäche und -krämpfe. In extremen Fällen, z. B. auch bei einer ausgeprägten Bulimie mit mehrmaligem Erbrechen am Tag, kann es zum Herzstillstand kommen. Ein Abführmittelmissbrauch hat ebenfalls einen Kaliummangel zur Folge. Kalium steckt generell in Obst und Gemüse und daraus hergestellten Säften, insbesondere in Bananen und Aprikosen, Reis und Kartoffeln.

Kalzium ist unentbehrlich für die Organe und das Gewebe. Es ist am Aufbau der Knochen und Zähne beteiligt, steuert Nerven- und Muskelfunktionen, unterstützt die Hormonproduktion und verbessert die Wundheilung. Vor allem essgestörte Mädchen nehmen zu wenig Kalzium auf und gefährden dadurch ihre Gesundheit. Chronische Veränderungen an Haut, Haaren, Nägeln und Zähnen sowie der Abbau des Knochengewebes sind die Folge eines Kalziummangels. Die Gefahr, schon in jungen Jahren an einer Osteoporose zu erkranken, ist stark erhöht. Kalzium steckt in Milchprodukten, Getreide, Nüssen und Samen, Brokkoli und kalziumreichen Mineralwässern. Limonaden und Colagetränke gelten aufgrund der enthaltenen Phosphate als Kalziumräuber und sollten daher gemieden werden. Alkohol, Kaffee und schwarzer Tee beschleunigen die Kalziumausscheidung und sollten nur in Maßen genossen werden. Oxalsäurereiche Lebensmittel wie Spinat, Mangold und Rhabarber sollten nicht zusammen mit kalziumreichen Produkten verzehrt werden.

Magnesium aktiviert Enzyme, reguliert die Körpertemperatur, unterstützt die Herztätigkeit und ist beteiligt an der Blutgerinnung, der Kohlenhydratspeicherung in der Leber und an Stoffwechselvorgängen. Eine Unterversorgung mit Magnesium äußert sich oft durch nächtliche Wadenkrämpfe, gesteigerte Empfindlichkeit, Schlaflosigkeit und Konzentrationsschwäche. Stress und Sport erhöhen den Magnesiumbedarf erheblich. Gute Magnesiumlieferanten sind Bananen, Orangen, Feigen, Heidelbeeren, Gemüse, Fisch und Fleisch, Nüsse, Samen, Hülsenfrüchte und Vollkorngetreide.

Eisen ist für den Sauerstofftransport und Kohlendioxidabtransport im Blut sowie für den Zellstoffwechsel von Bedeutung. Eisenmangel äußert sich durch starke Müdigkeit, Appetitlosigkeit und schnelles Ermatten. Vor allem anorektische Frauen geraten sehr leicht in einen chronischen Eisenmangelzustand. Eisenmedikamente werden dabei meist nicht gut vertragen, und die Eisenaufnahme über die Nahrung bleibt die einzige Möglichkeit, diesen chronischen Zustand zu durchbrechen. Eisen ist reichlich enthalten in dunklem Fleisch, Vollkornprodukten, Soja, Sesam, Datteln, Himbeeren und schwarzen Johannisbeeren. Bei gleichzeitiger Aufnahme von Vitamin-C-reichen Lebensmitteln (z. B. Obstsäfte zu den Mahlzeiten) wird die Eisenaufnahme verbessert

Jod wird für die Hormonproduktion in der Schilddrüse benötigt. Die Schilddrüse und deren Hormone sind an der Regulierung der Stoffwechselprozesse beteiligt. Ein Mangel an Jod kann zum Kropf führen, einer krankhaften und unschönen Vergrößerung der Schilddrüse. Eine Störung der Schilddrüsenfunktion hat eine Herabsetzung des Stoffwechsels, Konzentrationsschwäche, Müdigkeit und Antriebslosigkeit zur Folge. Jodreiche Lebensmittel sind heute vor allem noch Seefisch, Garnelen und einige Gemüsesorten. Zusätzlich wird empfohlen, neben zwei Seefischportionen pro Woche auch jodiertes Speisesalz zu verzehren.

Diäten und spezielle Kostformen

Die psychische Komponente spielt bei der Entstehung von Essstörungen zwar die wichtigste Rolle. Aber auch die Einhaltung spezieller, alternativer Ernährungsformen, Fasten oder Reduktionsdiäten, verbunden mit Kalorienzählen und Co., haben einen erheblichen Einfluss. Ein vorgegebener strikter Diätplan, verbunden mit der Einteilung in »erlaubte« und »verbotene« Lebensmittel, stellt eine starke Beeinflussung unseres natürlichen Essinstinktes dar. Individuelle Lebensmittelpräferenzen und Gewohnheiten werden unterdrückt. So verlernen Betroffene, ihre Körpersignale wahrzunehmen und ihren körperlichen Bedürfnissen entsprechend Nahrung aufzunehmen.

Durch Fastenmethoden und strikte Diäten wird grundsätzlich keine Änderung des Ernährungsverhaltens bewirkt. Es zeigen sich lediglich kurzfristige Erfolge. Hinzu kommt, dass viele Diäten einseitig und nicht ausgewogen sind. Dies gilt besonders für sogenannte Mono-Diäten wie z. B. Kartoffel-, Ananas- oder Spargeldiät. Diese Kostformen führen mittel- oder längerfristig zu erheblichen Mangelerscheinungen. Und Mangelernährung führt häufig zu Essanfällen, weil der Körper nach den fehlenden Nährstoffen verlangt. Ein wahrer Teufelskreis. Es gibt zahlreiche Diäten und alternative Kostformen auf dem Markt. Das Angebot reicht von Atkins über Trennkost und Glyx bis Formula-Diäten sowie von Ayurveda-Kost über Makrobiotik bis TCM. Dabei sind gesundheitliche und sonstige Vorteile in den seltensten Fällen wissenschaftlich nachgewiesen. Im Gegenteil: Manche Ernährungsformen sind sogar eher schädlich.

Bei alternativen Kostformen steht, im Gegensatz zu Reduktionsdiäten, meist nicht die Gewichtsabnahme im Vordergrund. Meist werden diese dauerhaften Ernährungsweisen aus gesundheitlichen, ökologischen, weltanschaulichen oder ethisch-religiösen Gründen gewählt. Allen Konzepten gemeinsam ist, dass es konkrete Empfehlungen dafür gibt, welche Nahrungsmittel zu bevorzugen und welche zu meiden sind. Die bekanntesten Formen sind die vegetarische und die vegane Ernährung.

Vegetarisch und vegan

Mit vegetarischer und vor allem veganer Ernährung kann es schwierig sein, alle Nährstoffdefizite auszugleichen. Wenn Sie sich dennoch unbedingt vegetarisch ernähren möchten, orientieren Sie sich mithilfe der Austauschtabelle in diesem Buch an den Varianten zu den fleischhaltigen Gerichten. Bitte verstehen Sie uns nicht falsch: Dieses Buch ist ein Buch für Menschen mit Essstörungen, nicht für ganz normale, gesunde Esser. Aus diesem Grund stehen wir Diäten und auch den alternativen Ernährungsweisen skeptisch gegenüber. Denn alle diese Kostformen setzen mehr oder weniger strenge Essregeln voraus und schränken die Nahrungsauswahl zum Teil erheblich ein. Viele Essgestörte leben alternative Ernährungsformen, um sich gerade von ihren Mitmenschen abzuheben und zu distanzieren. Sie verstärken damit ihr (ess)gestörtes Sozialverhalten bzw. erhalten es aufrecht. Aus medizinischer Sicht ist es außerdem ratsam, dem Körper endlich alle Nährstoffe zu geben, die dieser zum Teil jahrelang entbehren musste. Ihr alleiniges Ziel ist: ein gesundes Essverhalten wieder zu erlernen. Und Diäten bzw. spezielle Kostformen haben mit einem »normalen« Essverhalten wenig zu tun!

Ernährungsmythen

Essgestörte haben oft zahlreiche irrtümliche Vorstellungen über Ernährung, die sie bei der Bewältigung der Erkrankung behindern. Daher räumen wir an dieser Stelle mal ordentlich damit auf.

»Kalorien machen dick«: Die Betroffenen verlieren häufig das Verständnis dafür, dass ihr Körper regelmäßig Energie benötigt, um abwehrstark und leistungsfähig zu sein. Auch konzentriertes Lernen und Arbeiten im Sitzen verbraucht Energie. Diese muss in Form von Nahrungsenergie (Kalorien) aufgenommen werden. Dick wird nur, wer viel mehr Kalorien aufnimmt, als benötigt.

»Fette und Öle machen dick und krank«: Die allgemeinen Empfehlungen, fettarm zu essen, dürfen nicht falsch interpretiert werden. Natürlich benötigt der Körper regelmäßig bestimmte Mengen an Fetten und Ölen, zum Beispiel, um die fettlöslichen Vitamine A, D, E und K aufnehmen zu können. Problematisch wird es erst dann, wenn mehr als 30 % der Nahrungsenergie durch Fette aufgenommen werden.

»Kohlenhydrate machen dick«: Erst ab einer Kohlenhydratzufuhr von über 500 g pro Tag kann es zu einer Umwandlung von Zucker in Fett und somit zur Bildung von Fettdepots kommen. Das bedeutet: Kohlenhydrate können zwar auch »fett« machen, aber erst bei unüblich hoher Zufuhr, die nur in Form von sehr zuckerreichen Lebensmitteln und

Getränken möglich ist! Eine ausgewogene vollwertige Ernährung liefert die ausreichende Menge an Kohlenhydraten zur Energiebereitstellung und führt nicht zu Übergewicht, wie es viele Essgestörte glauben oder behaupten.

»Essen nach 18 Uhr setzt an«: Der menschliche Körper hört nach 18 Uhr nicht auf zu funktionieren, verbrennt also auch dann noch Energie. Es ist allerdings schon erstrebenswert, den Hauptteil der Energie am Tage zuzuführen, nämlich dann, wenn der Körper davon am meisten benötigt. 25–30 % der Gesamtenergiemenge können aber ohne Probleme am Abend aufgenommen werden.

»Es sollen maximal drei Mahlzeiten am Tag sein«: Diese Behauptung gilt auf keinen Fall für Essgestörte. Zu große Abstände zwischen den Mahlzeiten provozieren Heißhungerattacken und somit Essanfälle. Zwischenmahlzeiten fördern außerdem Ihre Konzentration und Leistungsfähigkeit.

»Kohlenhydrate am Abend machen dick«:
Dieser Irrglaube ist durch die moderne Schlank-im-Schlaf-Diät entstanden. Diese Diät ist nur bei bestimmten Erkrankungen sinnvoll. Für Menschen mit Essstörungen gilt: Das massive Einsparen von kohlenhydrathaltigen Nahrungsmitteln verstärkt das essgestörte Verhalten und kann darüber hinaus die psychische Verfassung ungünstig beeinflussen und Depressionen fördern.

»Eiskalte Getränke kurbeln die Fettverbrennung an«: Dadurch laufen Sie vor allem Gefahr, sich evtl. Ihren Magen zu ruinieren! Getränke sollten in der Regel nicht zu kalt und nicht zu heiß getrunken werden.

»Laktosehaltige Lebensmittel machen Bauchschmerzen«: Laktoseintoleranz liegt scheinbar voll im Trend: Immer mehr Menschen erkranken angeblich an einer Milchzucker-Unverträglichkeit. Dies ist ein gefundenes Fressen für Essgestörte, diese Produkte dann nicht mehr zu verzehren. Nur nach einer ärztlichen Diagnose einer Laktoseintoleranz, die sich durch massive Bauchschmerzen oder Durchfälle nach dem Verzehr von Milchprodukten bemerkbar macht, sollten entsprechende Produkte gemieden werden.

»Süßigkeiten sind ungesund«: Unser Körper benötigt zwar wirklich keine Süßigkeiten, aber vergiften können Sie sich damit nicht. Süßigkeiten gehören zu den Genussmitteln und sind zudem gesund für die Seele. In Maßen genossen machen sie nicht krank. Gönnen Sie sich also ruhig ab und zu mit Genuss ein Stück Schokolade.

»Fleisch und Wurst sind ungesund«: Diese Aussage ist zu pauschal, denn auch hier kommt es wieder auf die Menge an. Tierische Produkte, allen voran das Fleisch, liefern hochwertiges Protein, das lebensnotwendige Vitamin B_{12} und sind hervorragende Eisenlieferanten. Vegetarier sollten sich deshalb gezielt informieren, wie sie Nährstoffdefizite ausgleichen können.

»Abführmittel machen schlank«: Der Missbrauch von Abführmitteln ist eine sehr gesundheitsschädliche und fragwürdige Maßnahme, um das Gewicht zu manipulieren. Verdauungsbeschwerden werden dadurch nur noch verstärkt. Außerdem kommt es zu Nährstoffmangelzuständen, die teils schwerwiegende Folgen haben können.

Anmerkungen zu den Rezepten

- Alle Rezepte sind einfach und schnell zuzubereiten. Zu Beginn kann es sicherlich etwas länger dauern, weil die Routine fehlt.
- Alle Rezepte sind familien- und gästetauglich.
- Auf Zahlenangaben, insbesondere auf Energiegehalte, haben wir bewusst verzichtet, weil Sie vom Kalorienzählen und anderen Rechenaufgaben wegkommen sollen.
- Die angegebenen Lebensmittelmengen sollten nicht unterschritten werden.
- Die Gemüsemengen können nach Bedarf und Bekömmlichkeit langsam erhöht werden.
- Anhand des »Nährstoffkontos« können Sie sehen, welche Nährstoffe die einzelnen Gerichte hauptsächlich liefern.

Rezepte, die guttun

Von A wie Avocadocarpaccio bis Z wie Zitronenkartoffeln, von deftig bis süß, von heißer Suppe bis zu kaltem Shake – lernen Sie die Vielfalt des Essens wieder lieben.

FRÜHSTÜCK

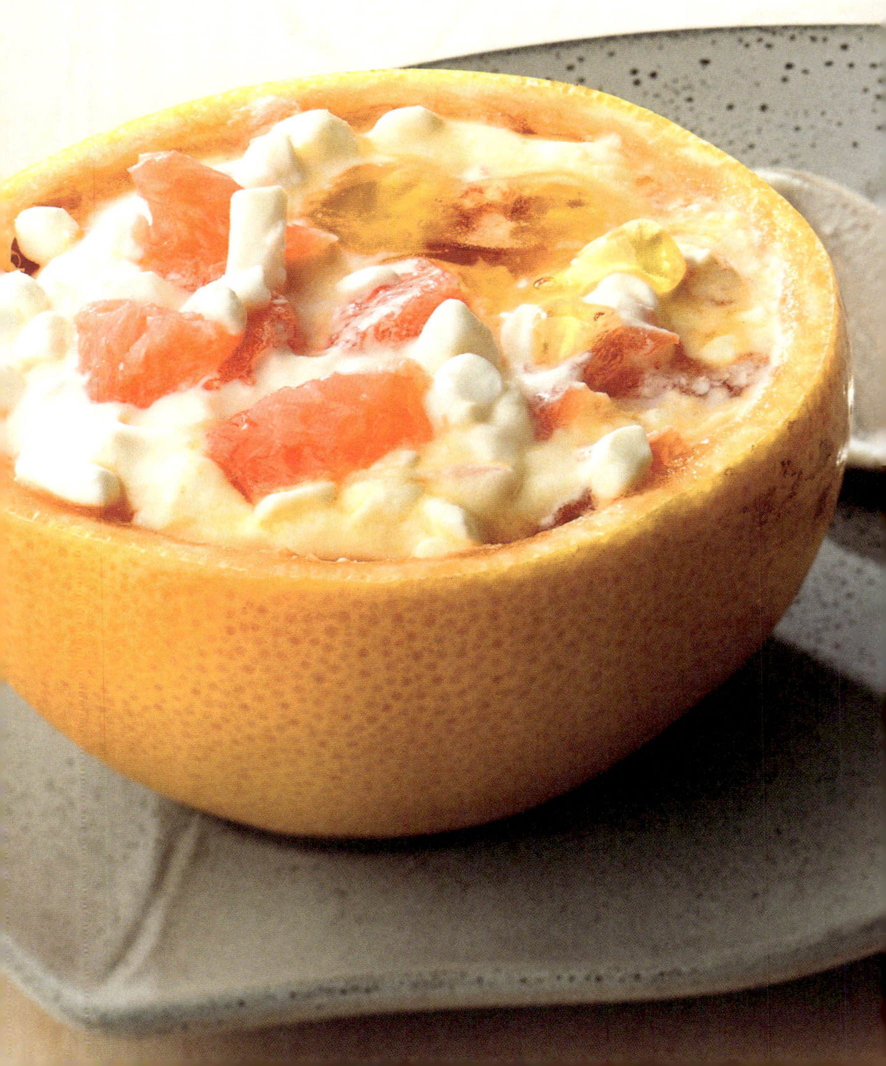

Macht Morgenmuffel munter

Vitamin-Körbchen

- Grapefruit halbieren. Eine Hälfte beiseitelegen und evtl. zum nächsten Frühstück essen. Aus der anderen Hälfte das Fruchtfleisch herauslösen, die weißen Trennhäute entfernen und klein schneiden.
- Hüttenkäse mit Sanddornsaft und Honig verrühren. Sahne steif schlagen und die Hälfte davon unter den Hüttenkäse heben. Diese Masse kalt stellen.
- Kurz vor dem Verzehr Fruchtfleisch unter den Hüttenkäse heben, die Masse in die Grapefruithälfte füllen und mit der restlichen Sahne und etwas Sanddornsaft garnieren.

Für 1 Portion
geht schnell
~ 10 Min.

½ Grapefruit
50 g Hüttenkäse
1 EL Sanddornsaft
1 TL Honig
25 g Sahne

Nährstoffkonto
Kohlenhydrate · Vitamin C

Für alle, die gern herzhaft frühstücken

Pikantes Brötchen

- Hüttenkäse mit saurer Sahne verrühren und mit Kräutersalz würzen.
- Gurke raspeln und zusammen mit den fein gehackten frischen Kräutern unter den Frischkäse mischen.
- Das Ei (ca. 8 Min.) hart kochen, achteln und vorsichtig unterheben. Zusammen mit dem Brötchen servieren.

Für 1 Portion
preisgünstig
~ 10 Min.

100 g Hüttenkäse
10 g saure Sahne
Kräutersalz
100 g Gurke
Petersilie, gehackt
Schnittlauch, gehackt
Dill, gehackt
1 Ei
1 Vollkornbrötchen

Nährstoffkonto
Protein · Vitamin B_6 · Zink

Hebt die Stimmung

Guten-Morgen-Brei

- Die Haferflocken mit dem Mohn und der Milch aufkochen. Den Honig unterziehen und die Haferflocken-Masse etwas abkühlen lassen.
- Die Banane schälen, klein schneiden und mit dem Sanddornsaft, dem Zitronensaft und den Hefeflocken pürieren.
- Die Sahne steif schlagen und vorsichtig unter den Haferflockenbrei heben. In ein Schälchen füllen und mit dem Bananenmus übergießen.

Tipp Haferflocken machen munter und sind sehr gut bekömmlich. Bitte keinen Kaffee zu diesem vitalstoffreichen Frühstück trinken, weil dieser die Nährstoffaufnahme behindert. Am besten warten Sie eine Stunde.

Für 1 Portion
gelingt leicht
~ 15 Min.

- 30 g Haferflocken
- 10 g Mohn, gemahlen
- 100 ml Vollmilch
- 1 TL Honig
- 1 Banane
- 1 EL Sanddornsaft
- 1 EL Zitronensaft, frisch gepresst
- ½ EL Hefeflocken
- 30 ml Sahne

Nährstoffkonto
Kohlenhydrate • Kalzium • Vitamin B_1, B_6 und C

Mit Frischkäse, Kräutern und Gemüse

Brot mit Frischekick

- Karotte schälen und fein reiben. Schnittlauch und Frischkäse zugeben und mit einer Gabel gut vermengen. Mit Pfeffer und Kräutersalz abschmecken.
- Im Kühlschrank durchziehen lassen. Kalt mit dem Brot servieren.

Tipp Falls die Karotten sehr saftig sind, kann eine kleine Menge feiner Haferflocken Abhilfe schaffen und die Creme streichfähig machen. Größere Mengen lassen sich bis zu fünf Tage im Kühlschrank aufbewahren.

Für 1 Portion
preisgünstig
~ 5 Min.

- 50 g Karotte
- 50 g Doppelrahmfrischkäse
- ½ EL Schnittlauchröllchen
- Pfeffer, frisch gemahlen
- Kräutersalz
- 1 Scheibe Weizenvollkornbrot

Nährstoffkonto
Kohlenhydrate • Protein

Matjesbrot sättigt nachhaltig

Fisch-Frühstück

- Brötchen mit Butter und einem Hauch Meerrettich bestreichen, mit Salat und einem Matjesfilet belegen.
- Quark mit Johannisbeerkonfitüre verrühren und auf das Filet geben.
- Apfel waschen, in feine Scheiben schneiden und das Fischbrot damit garnieren.

Für 1 Portion
gelingt leicht
~ 5 Min.

- 1 Roggenvollkornbrötchen
- 10 g Butter
- 1 TL Meerrettich
- 1–2 Blatt Blattsalat
- 60 g Matjeshering
- 1 EL Speisequark (20 % Fett)
- 1 TL Johannisbeerkonfitüre
- 1 kleiner Apfel

Nährstoffkonto
Kohlenhydrate • Protein • Jod

SNACKS UND ZWISCHENMAHLZEITEN

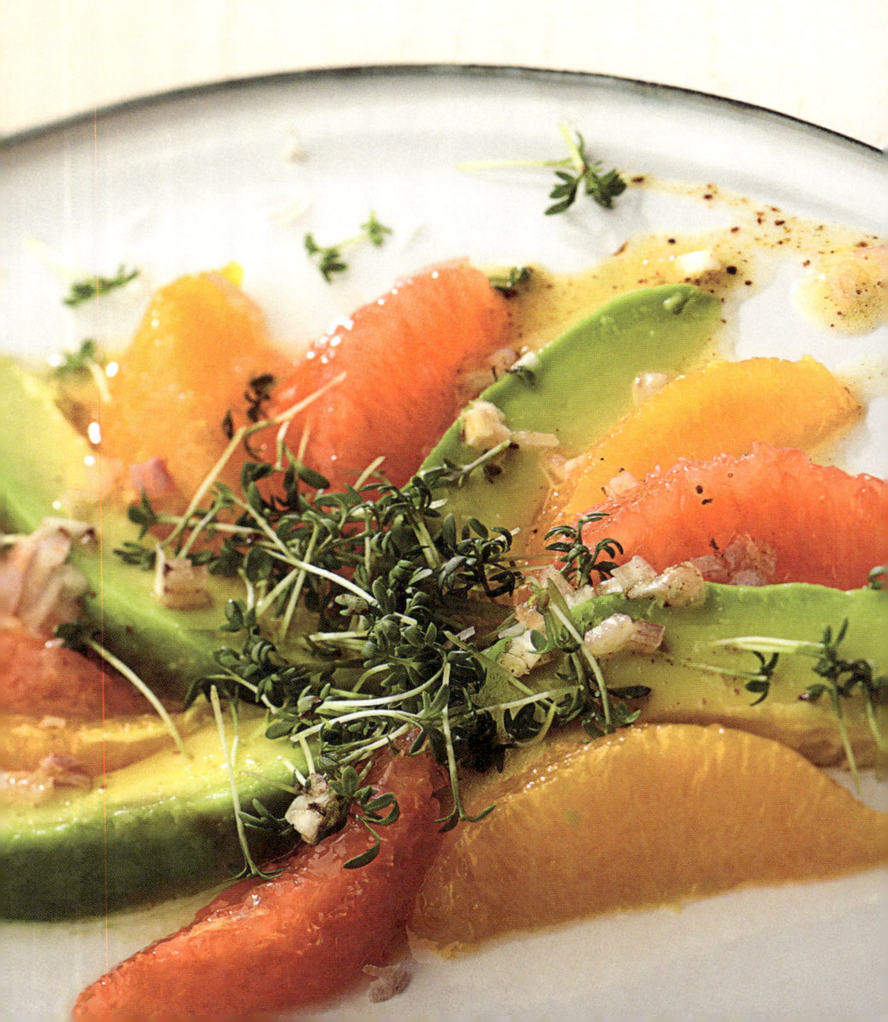

Diese Kreation stärkt die Immunabwehr

Avocadocarpaccio mit Zitrusfilets

Für 1 Portion
gelingt leicht
~ 15 Min.

- 1 kleine Orange
- ½ Grapefruit
- ½ kleine Avocado
- 2 gehäufte EL Kresse
- 2 EL Zitronensaft, frisch gepresst
- ½ TL Senf
- ½ TL Honig
- 1 TL Sonnenblumenöl
- 1 kleine Schalotte
- 1 Msp. Salz
- 1 Msp. Koriander
- Zimt, gemahlen

Nährstoffkonto
Vitamin B_1, B_6, C und E · Folsäure · einfach ungesättigte Fettsäuren

- Orange und Grapefruit schälen und auf einem Teller filetieren. Den austretenden Saft auffangen. Diesen mit Zitronensaft, Senf und Honig verrühren und das Öl mit einem Schneebesen unterschlagen. Mit Salz, Koriander und Zimt abschmecken. Die Schalotte fein würfeln und unter die Sauce mischen.
- Die Avocado schälen und in dünne Spalten schneiden. Diese mit den Zitrusfrucht-Filets im Wechsel kreisförmig auf einem Teller anrichten. Kresse in die Mitte setzen und die Sauce über das Carpaccio träufeln.

Tipp Die Avocado hat die richtige Reife, wenn das Fruchtfleisch auf Daumendruck leicht nachgibt.

Dieses Gericht ist pure Nervennahrung

Hafer mit Gemüsestreifen

Für 1 Portion
gut vorzubereiten
~ 40 Min. + mehrere Stunden Einweichzeit

60 g Hafer, ganzes Korn
1 Lorbeerblatt
125 ml Gemüsebrühe
50 g Karotte
50 g Knollensellerie
½ Stange Lauch
1 TL Butter
20 ml Gemüsebrühe
10 g Walnüsse, gehackt
Kräutersalz
Curry

Nährstoffkonto
Kohlenhydrate • Protein • Vitamin B_1, B_6 • Kalzium • Magnesium • Eisen

Wichtig: Hafer über Nacht zusammen mit dem Lorbeerblatt in 125 ml Gemüsebrühe einweichen.

- Hafer in der Gemüsebrühe aufkochen und bei kleinster Hitze etwa 30 Min. gar köcheln und nachquellen lassen.
- Karotten und Sellerie in feine Streifen und Lauch in dünne Ringe schneiden.
- Karotten und Sellerie in einer Pfanne in Butter anschwitzen, Lauch und 20 ml Gemüsebrühe zugeben und Gemüse bissfest dünsten.
- Gemüse mit dem Hafer vermengen, mit Kräutersalz und Curry abschmecken und mit den Walnüssen garnieren.

Tipp Hafer beruhigt die Nerven, Walnüsse fördern die Hirntätigkeit. Wenn Sie also gerade viel Stress haben, sollten Sie dieses Gericht öfter kochen.

Kartoffeln mit mediterraner Note

Zitronenkartoffeln

Für 1 Portion
gelingt leicht
~ 30 Min.

- 200 g Kartoffeln
- ¼ Zwiebel
- 1 Knoblauchzehe
- 1 TL Olivenöl
- Salz
- Pfeffer, frisch gemahlen
- Rosmarinnadeln
- 1 unbehandelte Zitrone
- 50 ml Gemüsebrühe

Nährstoffkonto
Kohlenhydrate • Vitamin B_1, B_6 • Kalium

- Kartoffeln abspülen, kräftig abbürsten und in grobe Stifte schneiden. Zwiebel würfeln und Knoblauch fein hacken. Olivenöl erhitzen und zuerst die Kartoffeln, dann Zwiebel und Knoblauch darin anbraten.
- Zitrone warm abwaschen, die Schale abreiben und dann die Zitronenhälften auspressen.
- Etwas Salz, Pfeffer, Rosmarinnadeln und Zitronenschale zu den Kartoffeln geben. Mit der Gemüsebrühe auffüllen. Bei geschlossenem Deckel Kartoffeln etwa 10–15 Min. gar ziehen lassen. Vor dem Servieren 1 EL Zitronensaft zugeben.

Tipp Um eine vollwertige Hauptmahlzeit zu haben, sollten Sie das Gericht entweder zusammen mit einem Salat als Beilage verzehren oder einfach die doppelte Menge zubereiten.

Mit Hirse füllen Sie Ihre Eisen-Speicher ganz leicht auf

Aprikosen-Hirse-Chinakohl-Gemüse

Für 1 Portion
gelingt leicht
~ 40 Min.

- 50 g Hirse
- 100 g Aprikosen
- 1 Zwiebel
- 1 TL Butter
- 50 ml Gemüsebrühe
- Kreuzkümmel, gemahlen
- Koriander, gemahlen
- 100 g Chinakohl
- 80 g Sojabohnensprossen
- 25 g saure Sahne (10 % Fett)
- 1 EL schwarzer Sesam

Nährstoffkonto
Kohlenhydrate • Protein • Vitamin B_1 und B_6 • Folsäure • Kalzium • Magnesium • Eisen

- Hirse in ein feines Sieb geben und mit kochendem Wasser überbrühen. Anschließend mit kaltem Wasser abspülen. Mit der dreifachen Menge Wasser in einem Topf aufsetzen und etwa 20 Min. gar kochen.
- Die Aprikosen abspülen und in Würfel schneiden. Zwiebel in Ringe schneiden, in etwas Butter andünsten und mit der Gemüsebrühe ablöschen. Die Hälfte der Aprikosenwürfel sowie Kreuzkümmel und Koriander mit in die Pfanne geben und bei geschlossenem Deckel etwa 5 Min. garen.
- Chinakohl in feine Streifen schneiden, dazugeben und weitere 10 Min. mitdünsten.
- Die restlichen Aprikosen und die Sojabohnensprossen hinzufügen und kurz mitgaren. Zum Schluss die saure Sahne unterrühren und abschmecken. Mit schwarzem Sesam bestreut zur Hirse servieren.

Tipp Achten Sie beim Kauf von frischen Sojabohnensprossen auf die Haltbarkeit. Wollen Sie die Sprossen selbst ziehen, sollten Sie für dieses Rezept 30 g Bohnen zwei bis drei Tage keimen lassen. Reste können Sie zu einem Frischkäse-Brot oder zu Rohkostsalaten essen. Und noch ein Tipp: Mit heißen Wasser überbrüht sind die Sprossen bekömmlicher.

Buntes Fingerfood

Gemüsesticks mit Dip

Für 1 Portion
gut vorzubereiten
~ 20 Min.

50 g Kohlrabi
50 g Karotten
25 g Radieschen
20 g Zuckererbsen
30 g Hüttenkäse
25 g saure Sahne (20 % Fett)
etwas Honig
Salz
Pfeffer, frisch gemahlen
1 EL Schnittlauchröllchen
etwas Zitronensaft

- Gemüse putzen und waschen. Kohlrabi und Karotten in große Stifte schneiden, Radieschen halbieren und einen Zahnstocher hineinstecken. Von den Zuckerschoten die Stiele entfernen.
- Hüttenkäse mit saurer Sahne, Honig, Salz, Pfeffer, Schnittlauchröllchen und Zitronensaft zu einem Dip verrühren.
- Gemüsestücke mit dem Dip auf einem Teller anrichten und losknabbern.

Nährstoffkonto
Protein • Ballaststoffe • Kalzium

Die Steckrübe: altes Gemüse, neuer Trend

Steckrüben-Karotten-Salat

Für 1 Portion
gelingt leicht
~ 15 Min.

1 TL Obstessig
60 g Joghurt (min. 3,5 % Fett)
Thymian, gemahlen
1 TL Sonnenblumenöl
50 g Steckrübe
50 g Karotte
60 g Apfel
½ kleine Stange Lauch
1 EL Kürbiskerne
Salz
Pfeffer, frisch gemahlen

- Aus Obstessig, Joghurt, 1 Msp. Salz, etwas Pfeffer, Thymian und dem Öl ein Dressing anrühren.
- Steckrübe, Karotte und Apfel putzen, waschen und fein reiben. Lauch in sehr feine Streifen schneiden. Alles mit dem Dressing vermischen und abschmecken.
- Kürbiskerne fein hacken und über den Salat streuen.

Nährstoffkonto
Vitamin B_1 • Kalzium • Magnesium

Erfrischt und entwässert

Sellerie-Erdbeer-Sommersalat

Für 1 Portion
gut vorzubereiten
~ 15 Min.

- 40 g Joghurt (min. 3,5 % Fett)
- 1 TL Kräuteressig
- 2 EL Zitronensaft, frisch gepresst
- 1 TL Rapsöl
- Salz
- Pfeffer, frisch gemahlen
- 150 g Bleichsellerie
- 70 g Erdbeeren
- 70 g Honigmelone
- 1 EL Mandelblättchen

- Joghurt, Essig, Zitronensaft und Öl zu einer Sauce verrühren und mit Salz und Pfeffer abschmecken.
- Sellerie putzen und in feine Streifen schneiden. Melonen-Fruchtfleisch in kleine Würfel schneiden. Sellerie und Melone mit dem Dressing vermengen.
- Mandelblättchen in einer Pfanne ohne Fett leicht anrösten und gleich aus der Pfanne nehmen.
- Salat auf einen Teller anrichten. Erdbeeren waschen, halbieren, um den Salat herum drapieren und alles mit den Mandelblättchen bestreuen.

Nährstoffkonto
Vitamin C und E · Kalzium · Kalium

Mit einer leichten indischen Note

Chicorée-Salat

Für 1 Portion
gelingt leicht
~ 10 Min.

- 2 getrocknete Aprikosen
- ½ kleine Banane
- 2 EL Zitronensaft, frisch gepresst
- 2 EL Joghurt (min. 3,5 % Fett)
- etwas geriebener Ingwer
- etwas Kurkuma
- 50 g Chicorée
- 5 g Alfalfasprossen
- 1 TL Sonnenblumenöl
- Salz
- Pfeffer, frisch gemahlen

Nährstoffkonto
Vitamin E • einfach ungesättigte Fettsäuren

- Aprikosen fein würfeln und in etwas Wasser einweichen. Banane mit einer Gabel fein zerdrücken und mit Zitronensaft, Joghurt und Öl verrühren. Mit Ingwer, Kurkuma, Salz und Pfeffer abschmecken.
- Chicorée in feine Ringe schneiden, zusammen mit der Aprikose unter die Salatsauce mischen und den Salat mit Alfalfasprossen garnieren.

Tipp Wo wir gerade bei der kleinen Wunderknolle sind: Ingwer ist gesund, wirkt magenstärkend und fördert dadurch die Bekömmlichkeit aller Speisen. Trinken Sie zwischendurch immer mal wieder einen Ingwertee: Dazu einfach ein Stück frischen Ingwer schälen, in dünne Scheibchen schneiden und mit heißem Wasser überbrühen, nach Belieben etwas süßen. Lecker und super fürs Wohlbefinden!

Herbstgemüse der anderen Art

Kürbis-Apfel-Salat

- Orange auspressen und den Saft mit Öl, Zitronensaft und Obstessig verrühren. Mit etwas Ingwer, Salz, wenig Cayennepfeffer und evtl. etwas Birnendicksaft kräftig abschmecken.
- Kürbis schälen, Apfel waschen. Beides in Spalten und dann quer in dünne Scheiben schneiden. Sellerie grob raspeln und Lauch in feine Ringe schneiden. Zutaten mit dem Dressing vermengen.
- Den Salat mit gerösteten Kürbiskernen bestreut servieren.

»Kürbis ist so wahnsinnig vielseitig und abwechslungsreich. Was man alles damit anstellen kann, war mir vorher gar nicht bewusst.« (Mutter eines Mädchens mit Essstörung)

Für 1 Portion
gelingt leicht
~ 10 Min.

1 Orange
1 EL Sonnenblumenöl
1 EL Zitronensaft, frisch gepresst
1 TL Obstessig
Ingwer, gerieben
Salz
Cayennepfeffer
etwas Birnendicksaft (optional)
100 g Kürbis (Hokkaido)
60 g Apfel
50 g Knollensellerie
½ kleine Stange Lauch
1 EL Kürbiskerne, geröstet

Nährstoffkonto
Vitamin B_1 • Kalzium • Magnesium

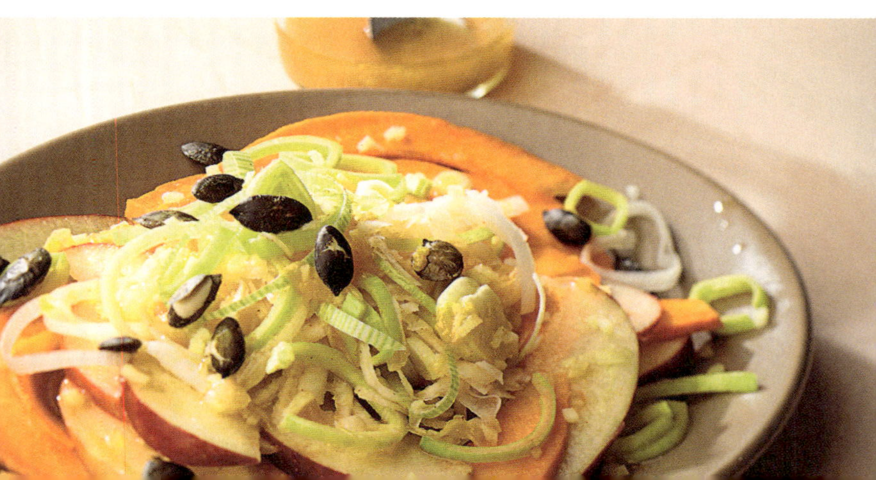

Schneller Nährstofflieferant

Salat und Butterbrötchen

Für 1 Portion
gelingt leicht
~ 10 Min.

- 2 EL Zitronensaft, frisch gepresst
- ½ TL Honig
- 1 TL Rapsöl
- 100 g Joghurt (min. 3,5 % Fett)
- Lebkuchengewürz
- Kräutersalz
- grüner Pfeffer, frisch gemahlen
- 50 g Feldsalat
- 1 kleine Birne
- 40 g Champignons
- 30 g Fenchel
- ½ Zwiebel
- 1 Vollkornbrötchen
- 20 g Butter

- Für das Dressing Zitronensaft mit Honig und Öl verrühren, Joghurt dazugeben und mit jeweils 1 Messerspitze Salz, Lebkuchengewürz und Pfeffer abschmecken.
- Feldsalat putzen, abspülen und abtropfen lassen.
- Birne in kleine Würfel, Champignons in Scheiben und Fenchel in feine Streifen schneiden. Zwiebel fein hacken. Diese Obst-Gemüse-Mischung unter die Salatsauce heben.
- Brötchen halbieren und mit Butter bestreichen.

Nährstoffkonto
Kohlenhydrate · Vitamin B_1 · Folsäure · Kalzium · Magnesium

Zartes Rinderfilet und nussiger Salat

Filet im Feldsalat

Für 1 Portion
gelingt leicht
~ 15 Min.

50 g Feldsalat
50 g Champignons
25 g Radicchio
1 TL Rapsöl
1 EL Kräuteressig
1 Pr. Zucker
80 g Rinderfilet
1 TL Butterschmalz
1 EL frische Kresse
Salz
Pfeffer, frisch gemahlen

Nährstoffkonto
Protein • Vitamin B_1 • Eisen

- Feldsalat putzen und waschen. Die Champignons mit einer Pilzbürste säubern und in Scheiben schneiden. Radicchio abspülen und putzen, zusammen mit dem Feldsalat trocken schleudern oder in einem Küchenhandtuch kurz antrocknen.
- Öl, Essig, Salz und Zucker verquirlen und mit dem Salat und den Pilzen mischen.
- Das Rinderfilet in fingerdicke Streifen schneiden, pfeffern und im heißen Butterschmalz von allen Seiten kräftig anbraten. Kurz ruhen lassen und dann auf dem Salat anrichten. Mit der Kresse garnieren.

Tipp Dieses Gericht lässt sich gut als Abendsnack einbauen. Und mit einer Scheibe Vollkornbrot oder einem Brötchen ergibt es eine sättigende und vollwertige Mahlzeit.

Ein guter Starter vor der Hauptmahlzeit

Walnuss-Wintersalat

Für 1 Portion
geht schnell
~ 15 Min.

- 25 g saure Sahne (10 % Fett)
- 2 EL Zitronensaft, frisch gepresst
- ½ Birne
- Salz
- Pfeffer, frisch gemahlen
- 1 TL Walnussöl
- 1 TL Sesamöl
- 1 EL Rotweinessig
- ½ TL Senf
- 50 g Blattsalat (Lollo Rosso und Eichblatt)
- 1 rote Zwiebel
- ½ Karotte
- 4 Walnüsse
- 30 g Chicorée

- In einer Schüssel saure Sahne und Zitronensaft verrühren. Birne in kleine Würfel schneiden und untermischen, mit Salz und Pfeffer abschmecken.
- In einer zweiten Schüssel Walnuss- und Sesamöl mit dem Rotweinessig, Senf und 1 EL Wasser vermischen und mit Salz und Pfeffer abschmecken.
- Salate putzen, abspülen und abtropfen lassen.
- Zwiebel in feine Ringe schneiden und Karotte grob raspeln. Walnüsse hacken. Chicorée in breite Streifen schneiden und zur Birne geben.
- Blattsalate auf einem Teller anrichten und mit dem Nussdressing beträufeln. Chicorée-Salat in die Mitte setzen und Karotten sowie Zwiebelringe darüber verteilen. Mit den Walnüssen bestreut servieren.

Nährstoffkonto
Vitamin A und E • einfach und mehrfach ungesättigte Fettsäuren

Schmeckt schön orientalisch

Chinakohlsalat mit Sesam

- Sesam in einer Pfanne ohne Fett rösten, bis es duftet. Abkühlen lassen.
- Banane mit Tahin und Zitronensaft pürieren oder mit einer Gabel zerdrücken. Mit Salz, Pfeffer und Ingwer sowie dem Birnendicksaft abschmecken.
- Chinakohl halbieren und in feine Streifen schneiden. Mandarinen in Spalten teilen und halbieren oder dritteln. Beides mit dem Dressing vermengen.
- Den Salat mit geröstetem Sesam bestreut servieren.

Für 1 Portion
gelingt leicht
~ 15 Min.

1 gehäufter TL Sesam
½ Banane
1 TL Tahin
2 EL Zitronensaft, frisch gepresst
½ TL Birnendicksaft
150 g Chinakohl
1 Mandarine
Kräutersalz
Pfeffer, frisch gemahlen
Ingwer, gemahlen

Nährstoffkonto
Kalzium • Magnesium

Ideal als sommerlicher Beilagensalat

Paprikasalat

- Paprikaschoten waschen, Kerne entfernen und in kleine Streifen schneiden. Zwiebel schälen und fein würfeln. Basilikumblätter hacken.
- Essig mit Honig, Salz, etwas Curry und Pfeffer verrühren, geschnittenen oder zerdrückten Knoblauch und Öl unterrühren.
- Paprika, Zwiebeln und Basilikum sofort mit dem Dressing vermischen und auf kleinen Tellern servieren.

Für 1 Portion
geht schnell
~ 15 Min.

1 EL Balsamico-Essig
½ TL Honig
Salz
Pfeffer, frisch gemahlen
Curry
Knoblauch
1 EL Olivenöl
½ grüne Paprikaschote
½ gelbe Paprikaschote
½ rote Paprikaschote
½ Zwiebel
4 Basilikumblätter

Nährstoffkonto
Vitamin B_6 und C

Perfekt als leichte Vorspeise

Süßlicher Rohkostsalat

Für 1 Portion
preisgünstig
~ 10 Min.

1 TL Sonnenblumenöl
1 TL Balsamico-Essig
1 TL Honig
Salz
Pfeffer, frisch gemahlen
100 g Karotten
50 g Fenchel
50 g Kresse
1 EL Schnittlauchröllchen

- Öl, Essig und Honig verrühren und mit Salz und Pfeffer abschmecken.
- Karotten abspülen und gründlich bürsten, grob raspeln und Fenchel fein würfeln.
- Gemüse mit dem Dressing vermischen. Kresse auf einem Teller verteilen, den Salat daraufhäufen und mit den Schnittlauchröllchen garnieren.

Nährstoffkonto
Kohlenhydrate · Vitamin B_1, B_6 und E · Folsäure · Kalzium · einfach ungesättigte Fettsäuren

Ein Power-Gericht nach anstrengenden Tagen

Hirsesalat

Für 4 Portionen
gelingt leicht
~ 60 Min.

- 150 g Hirse
- 350 ml Gemüsebrühe
- 100 g Tofu
- 1 Knoblauchzehe
- 1 EL Weinessig
- 2 Stangen Bleichsellerie
- 1–2 Karotten (150 g)
- 1 Orange
- 2 EL Walnussöl
- 1 EL Sonnenblumenöl
- Saft von 1 Zitrone
- Meersalz
- Pfeffer
- 1 TL Apfeldicksaft
- 1 EL gehackte Walnüsse

Nährstoffkonto
Vitamin A, E und K • Eisen • Omega-3- und Omega-6-Fettsäuren

- Die Hirse heiß abwaschen und in einem Kochtopf in der Gemüsebrühe ca. 30 Min. garen, nur kurz aufkochen lassen und dann auf die kleinste Stufe zurückstellen.
- Tofu mit einer aufgeschnittenen Knoblauchzehe einreiben, dann in kleine Würfel schneiden und mit Weinessig beträufeln, leicht salzen und ungefähr eine Stunde gut durchziehen lassen.
- Bleichsellerie waschen und in feine Streifen schneiden. Karotten schälen, halbieren und in feine Scheiben schneiden. Orange schälen und in dünne Scheiben schneiden.
- Für die Salatsauce Walnussöl, Sonnenblumenöl, Zitronensaft, Salz, Pfeffer und Apfeldicksaft vermischen, eventuell mit 2 EL heißem Wasser auffüllen und mit den übrigen Zutaten vermischen.
- Den Salat ca. 30 Min. ziehen lassen und zum Schluss mit Walnüssen bestreuen.

»Mit ganz neuen, vorher unbekannten Zutaten wie hier der Hirse zu kochen, macht Lust und Mut, mehr auszuprobieren.« (Sina, 17, früher anorektisch)

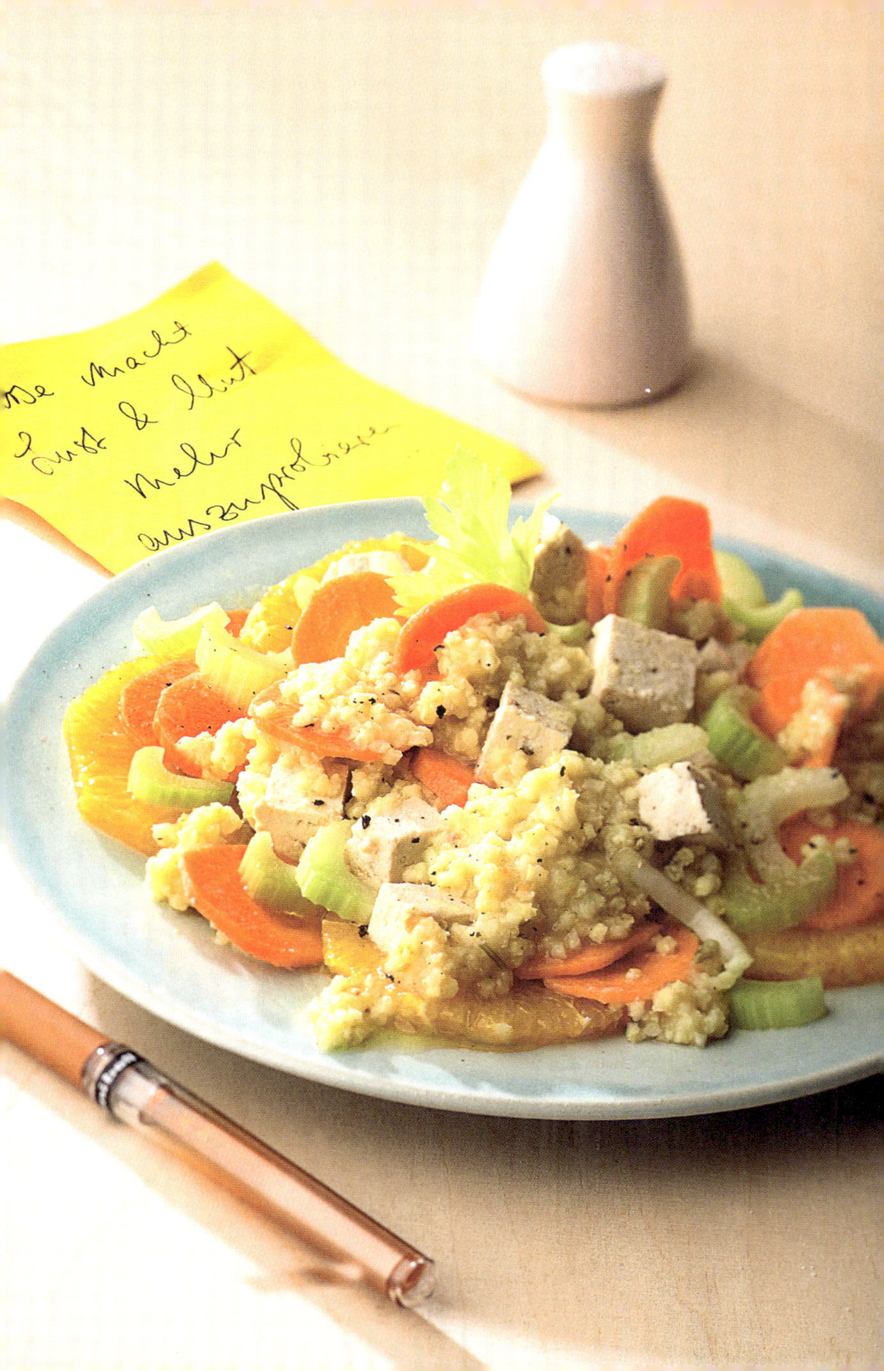
macht
& Mut
mehr
auszuprobieren

Gut für die Konzentration

Sellerie-Salat

Für 1 Portion
geht schnell
~ 10 Min.

- 40 g Joghurt (min. 3,5 % Fett)
- 1 TL Sonnenblumenöl
- 2 EL Zitronensaft, frisch gepresst
- 1 Msp. Senf
- Kräutersalz
- Pfeffer, frisch gemahlen
- 150 g Bleichsellerie
- ½ kleine Birne
- 15 g Haselnüsse, grob gehackt
- 20 g Butter

- Für das Dressing Joghurt, Öl, Zitronensaft und Senf miteinander mischen. Mit Kräutersalz und Pfeffer abschmecken.
- Sellerie und Birne in feine Scheibchen schneiden. Beides mit der Sauce vermischen. Mit den Haselnüssen bestreuen.

Nährstoffkonto
Protein · Vitamin B_1 und E · einfach und mehrfach ungesättigte Fettsäuren

Nicht nur ein Augenschmaus

Tomaten-Champignon-Salat

- Champignons abbürsten und Tomaten waschen. Beides in Scheiben schneiden. Mozzarella ebenfalls in Scheiben schneiden.
- Obstessig mit 1 EL Wasser vermischen, die Pilze darin wenden und wieder herausnehmen.
- Essigwasser mit Olivenöl vermischen und mit zerdrücktem Knoblauch, Ahornsirup, Kräutersalz und Pfeffer abschmecken. Tomaten- und Pilzscheiben auf einem Teller anrichten, Käse darüberlegen und mit der Sauce und den frischen Kräutern garnieren.

Für 1 Portion

geht schnell

~ 15 Min.

- 100 g Tomaten
- 50 g Champignons
- 1 TL Obstessig
- 30 g Mozzarella
- Kräutersalz
- Pfeffer, frisch gemahlen
- 1 TL Olivenöl
- ¼ Knoblauchzehe
- ½ TL Ahornsirup
- frischer Basilikum
- frischer Schnittlauch

Nährstoffkonto

Vitamin E · Kalzium · einfach ungesättigte Fettsäuren

Noch nie gegessen? Schnell probieren!

Pastinakensalat

Für 1 Portion
geht schnell
~ 10 Min.

- 40 g Joghurt (min. 3,5 % Fett)
- 1 TL Erdnussmus
- 1 EL Petersilie, gehackt
- 100 g Pastinake
- ½ Apfel
- 5 Erdnüsse, gehackt

- Joghurt, Erdnussmus und Petersilie zu einer Sauce verrühren.
- Pastinake und Apfel grob raspeln und mit der Sauce mischen. Mit gehackten Erdnüssen und einem Petersiliensträußchen garniert servieren.

Nährstoffkonto
Kohlenhydrate · Protein · Vitamin E

Süppchen aus Röschen

Schnelle Brokkolisuppe

Für 1 Portion
preisgünstig
~ 30 Min.

- 1 ½ Zwiebeln
- 125 g Brokkoli
- ½ Kartoffel
- 1 TL Butter
- 125 ml Gemüsebrühe
- 1 EL Reismehl
- 1 EL Sahne
- Salz
- Muskatnuss, frisch gerieben
- Cayennepfeffer
- Liebstöckel, frisch gehackt
- 1 EL Mandeln, gemahlen

- Zwiebeln fein würfeln, Brokkoli in Röschen teilen, den Strunk schälen und fein würfeln. Kartoffel würfeln. Zwiebel in Butter glasig dünsten, Brokkoli und Kartoffel zugeben und mit der Gemüsebrühe aufgießen. Gemüse gar dünsten und pürieren.
- Reismehl und Sahne einrühren und Suppe nochmals 2–3 Min. köcheln lassen. Mit Salz, Muskat, einer kleinen Prise Cayennepfeffer und Liebstöckel abschmecken.
- Mandeln in einer Pfanne ohne Fett anrösten und über die Suppe streuen.

Nährstoffkonto
Protein · Vitamin B_1, B_6 · Kalium · Kalzium · Magnesium

Knallrot, heiß und himmlisch lecker

Rote-Bete-Suppe

Für 1 Portion
gelingt leicht
~ 45 Min.

150 g Rote Bete
1 große Zwiebel
1 TL Butter
1 EL Weizenvollkornmehl
250 ml Gemüsebrühe
20 g Schmand (40 % Fett)
Muskatnuss, frisch gerieben
Ingwer, frisch gerieben
1 EL Mandelblättchen
1 EL frische Kräuter
Salz
Pfeffer, frisch gemahlen

Nährstoffkonto
Folsäure · Kalzium · Magnesium

- Rote Bete abspülen, mit einer Gemüsebürste putzen, eventuell schälen und dann grob würfeln.
- Zwiebel in feine Würfel schneiden und in Butter anschwitzen. Rote Bete zugeben und mitdünsten. Mit Mehl bestäuben, Gemüsebrühe dazugießen und unter ständigem Rühren aufkochen lassen. Bei niedriger Hitze ein wenig garen lassen.
- Die Hälfte des Schmands zugeben und die Suppe pürieren. Mit den Gewürzen abschmecken und mit dem restlichen Schmand, den Mandelblättchen und den Kräutern garniert servieren.

»Wenn man vorher nur eingelegte Rote Bete aus dem Glas kannte, dann fängt man ab jetzt an, diese sandigen roten Knollen auf dem Markt zu kaufen, um diese leckere Suppe essen zu dürfen.«
(Angela, 30, früher essgestört)

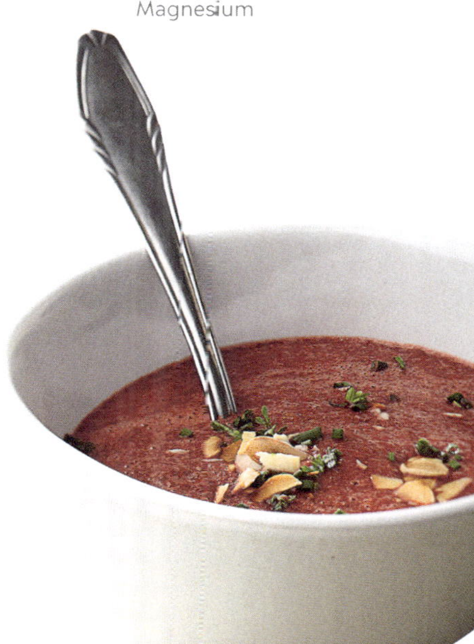

Saftiges Grün regt den Appetit an

Sommer-Bohnen-Suppe

- Bohnen vorbereiten und klein schneiden.
- Gemüsebrühe in einem Topf zum Kochen bringen. Die Bohnen zusammen mit dem Lorbeerblatt und dem Bohnenkraut etwa 10 Min. garen.
- Eine zerdrückte Knoblauchzehe, Salz, Pfeffer und Kapern zugeben, durchziehen lassen und kühl stellen.
- Zitronensaft mit Joghurt und saurer Sahne verrühren und zur Suppe geben. Mit Tomaten garnieren.
- Zu der Suppe passt ein Brötchen oder Knoblauchbaguette.

Für 4 Portionen
gelingt leicht
~ 30 Min.

400 g grüne Bohnen
3 Gläser Gemüsebrühe, trinkfertig
1 Lorbeerblatt
1 EL Bohnenkraut
1 Knoblauchzehe
5 TL Kapern
Saft von 1 Zitrone
300 g Joghurt
150 ml saure Sahne
5 Tomaten
Salz
Pfeffer

Nährstoffkonto
Protein · Vitamin B_2, B_6 und K · Niacin · Folsäure · Kalium · Kalzium · Omega-6-Fettsäuren

Der Appetitanreger am Abend

Einfache Kartoffelsuppe

- Kartoffeln in einem Topf mit wenig Wasser kochen, nach dem Garwerden mit Milch auffüllen und mit einem Schneebesen glatt schlagen.
- Zwiebel schälen, in feine Würfel schneiden und in einer Pfanne mit Margarine goldgelb anrösten.
- Sellerie schälen und waschen, Lauchzwiebeln und Karotten ebenfalls waschen, alles in feine Streifen schneiden und mit den Zwiebelwürfeln in die Suppe geben, aufkochen lassen und mit Kräutersalz, Majoran, Pfeffer und Knoblauch abschmecken.

Für 4 Portionen
gelingt leicht
~ 45 Min.

320 g Kartoffeln, mehlig kochend
480 ml Milch
1 kleine Zwiebel
20 g Margarine
30 g Lauchzwiebeln
30 g Knollensellerie
1 Karotte
1 Bund Petersilie
Majoran
Knoblauch
Kräutersalz
Pfeffer

Nährstoffkonto
Kohlenhydrate · Protein · Niacin · Kalzium · Kalium · Omega-6-Fettsäuren

Eignet sich prima als kleines Abendessen

Kunterbunte Gemüsesuppe

Für 1 Portion
gut vorzubereiten
~ 40 Min.

- ½ kleine Karotte
- ½ kleine Stange Lauch
- ½ Zwiebel
- 1 Tomate
- ½ Zucchini
- 1 TL Butter
- etwas Paprikapulver
- 1 EL Haferflocken
- 200 ml Gemüsebrühe
- 1 Pr. Salz
- 1 TL Kräuteressig
- 1 EL Zitronensaft, frisch gepresst
- 1 Zitronenscheibe
- 1 EL saure Sahne (10 % Fett)
- 1 TL frische gehackte Kräuter
- 1 Scheibe Vollkornbrot
- 30 g Bergkäse

- Karotte, Lauch, Tomate und Zucchini waschen, Zwiebel schälen. Karotte in Streifen, Lauch und Zwiebel in Ringe, Tomaten und Zucchini in Würfel schneiden.
- Zwiebel in Butter anschwitzen, etwas Paprikapulver und Haferflocken zugeben und mit anschwitzen. Mit der Gemüsebrühe ablöschen, aufkochen, übriges Gemüse zugeben und etwa 5 Min. garen.
- Mit Salz, Kräuteressig etwas Zitronensaft abschmecken. Mit Zitronenscheibe, saurer Sahne und gehackten Kräutern garnieren.
- Das Vollkornbrot mit dem Bergkäse belegen, eventuell im Backofen kurz überbacken und gemeinsam mit der Suppe genießen.

Nährstoffkonto
Kohlenhydrate · Protein · Vitamin B_1 · Kalzium

Tipp Mit ein paar Mungobohnensprossen, Tofuwürfeln und einem Schuss Sojasauce bekommt die Suppe ein leicht asiatisches Aroma und wird außerdem noch proteinreicher.

Mit rauchig-deftigem Geschmack

Veggie-Erbsensuppe

Für 4 Portionen
gelingt leicht
~ 60 Min. + 3 Stunden Einweichzeit

- 1 kleine Zwiebel
- 2 EL Margarine
- 8 EL grüne Erbsen, getrocknet
- 4 Gläser gekörnte Brühe, trinkfertig
- 4 Kartoffeln
- 125 g Räuchertofu
- 2 EL Butter
- 10 EL Sahne
- Salz
- 2 EL Bohnenkraut
- ½ Bund Schnittlauch

- Wichtig: Die Erbsen ungefähr 3 Stunden einweichen.
- Zwiebel schälen, hacken und in einer tiefen Pfanne in heißer Margarine anbraten. Die eingeweichten Erbsen und die Gemüsebrühe zugeben, aufkochen und ca. 20 Min. garen.
- In der Zwischenzeit die Kartoffeln schälen. Drei davon klein würfeln, eine Kartoffel reiben. Die Kartoffelwürfel zu den Erbsen geben, aufkochen lassen und nochmals ca. 10 Min. garen. Mit der geriebenen Kartoffel die Suppe binden.
- Den Tofu würfeln und in Butter braten, zur Suppe geben und diese mit Sahne, Salz und Bohnenkraut abschmecken. Mit Schnittlauchröllchen bestreuen und noch heiß servieren.

Nährstoffkonto
Protein · Ballaststoffe · Vitamin B_1, E und K · Niacin · Folsäure · Kalium · Magnesium · Eisen · Zink · Omega-3-Fettsäuren

Ein orangefarbener Traum

Kürbissuppe mit Orangenfilets

Für 1 Portion
gelingt leicht
~ 50 Min.

250 g Kürbis (Hokkaido)
50 g Kartoffeln
½ TL Salz
1 Msp. Curry
1 Pr. Zimt
1 Orange
30 g Schlagsahne
1 Baguettebrötchen

Nährstoffkonto
Kohlenhydrate · Vitamin B_1, B_6 · Folsäure · Kalzium · Magnesium

- Verwenden Sie für diese Suppe den cremig schmeckenden Hokkaido. Bei dieser Sorte kann man die Schale mitkochen.
- Kürbis abspülen, zerteilen, gegebenenfalls schälen und die Kerne entfernen. Fruchtfleisch in Stücke schneiden. Kartoffeln schälen und würfeln. Kürbis- und Kartoffelstücke in 250 ml Wasser geben und etwa 30 Min. weich kochen. Mit Salz, Curry und Zimt würzen. Die Suppe pürieren.
- Orange filetieren, die Filets halbieren und zur Suppe geben. Die Sahne schlagen und die Suppe damit verzieren. Dazu gibt es ein Baguettebrötchen.

»Eine wärmende Suppe am Abend belebt immer wieder meine Geister, und ich erhole mich besser vom stressigen Uni-Alltag.«
(Franziska, 21, noch anorektisch)

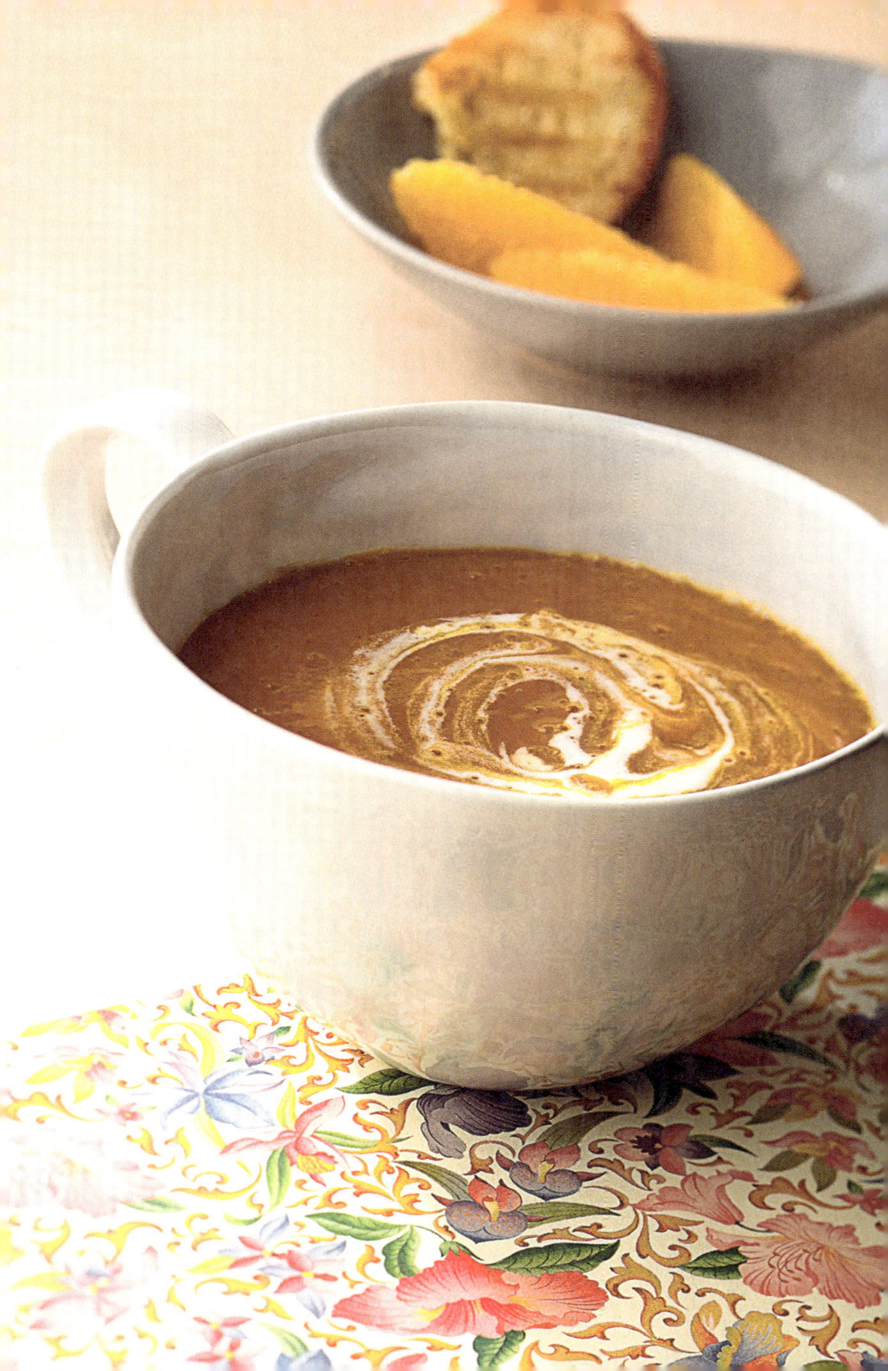

Ein ungewöhnliches Gericht

Hirsesuppe

Für 1 Portion
gelingt leicht
~ 30 Min.

- ½ Zwiebel
- 1 TL Butter
- 1 Msp. Curry
- 1 EL Hirsemehl
- 200 ml Gemüsebrühe
- ½ rote Paprikaschote
- 1 EL Sahne
- Salz
- Pfeffer, frisch gemahlen
- 1 TL Petersilie, gehackt

Nährstoffkonto
Vitamin C · Kalium

- Zwiebel schälen, würfeln, in Butter anschwitzen, mit Curry und Hirsemehl bestäuben und leicht anrösten. Die kalte Gemüsebrühe unter ständigem Rühren zugeben und die Suppe etwa 5 Min. köcheln lassen.
- Paprikaschote entkernen und roh fein pürieren. Paprikamus in die Suppe einrühren, heiß werden lassen und mit Salz und Pfeffer abschmecken.
- Sahne steif schlagen und in die Suppe einrühren. Mit Petersilie garniert servieren.

Schmeckt wohl jedem

Süßlich-würziges Karottensüppchen

Für 1 Portion
gelingt leicht
~ 40 Min.

- 1 Zwiebel
- ½ TL Ingwer, gehackt
- 1 TL Butter
- 125 g Karotten
- 125 ml Gemüsebrühe
- 25 g Sahne
- Salz
- Pfeffer, frisch gemahlen
- Zucker
- 1 EL Schnittlauchröllchen
- 1 Scheibe Vollkornbrot

Nährstoffkonto
Kohlenhydrate · Vitamin A und B_1

- Zwiebel in kleine Würfel schneiden und zusammen mit dem Ingwer in der Butter andünsten.
- Karotten putzen, waschen, klein schneiden und zu den Zwiebeln geben, kurz mitschmoren und dann mit der Gemüsebrühe auffüllen. Suppe etwa 15–20 Min. köcheln lassen, bis die Karotten weich sind.
- Suppe im Mixer oder mit dem Pürierstab pürieren und die Sahne unterziehen. Nach Geschmack mit Salz, Pfeffer und etwas Zucker abschmecken. Vor dem Servieren mit Schnittlauchröllchen bestreuen und eine Scheibe Vollkornbrot dazu reichen.

Tipp Statt mit Karotten können Sie dieses Rezept zur Abwechslung auch mal mit Pastinaken zubereiten.

Rote Linsen sind super Eiweißlieferanten

Rote-Linsen-Suppe

- Zwiebel, Kartoffel, Karotte, Knollensellerie und die Hälfte des Lauchs abspülen, putzen, klein schneiden und in Butterschmalz andünsten. Linsen und Gemüsebrühe zugeben und etwa 15 Min. köcheln lassen, bis das Gemüse gar ist. Suppe pürieren und mit Salz und Pfeffer abschmecken.
- Den restlichen Lauch längs in feine Streifen schneiden, in etwas Gemüsebrühe bissfest kochen und als Einlage in die Suppe geben. Mit fein gehacktem Kerbel bestreuen. Bei getrocknetem Kerbel diesen 5 Min. mitköcheln lassen.

Für 1 Portion
gelingt leicht
~ 40 Min.

- ½ Zwiebel
- ½ Kartoffel
- ½ Karotte
- 30 g Knollensellerie
- ½ Stange Lauch
- 1 TL Butterschmalz
- 30 g rote Linsen
- 250 ml Gemüsebrühe
- Salz
- Pfeffer, frisch gemahlen
- Kerbel, frisch oder getrocknet

Nährstoffkonto
Protein · Vitamin B_1, B_6 und K · Kalium

Perfekt für kalte Tage

Cremiges Fenchelsüppchen

Für 4 Portionen
gut vorzubereiten
~ 45 Min

- 2 Schalotten
- 4 EL Butter
- 2 Knollen Fenchel
- 4 Gläser Gemüsebrühe, trinkfertig
- Meersalz
- schwarzer Pfeffer
- Koriander
- 3 EL Sahne
- 3 Scheiben Grahambrot
- etwas Paprikapulver

Nährstoffkonto
Ballaststoffe · Vitamin A, B_1, C, E und K · Folsäure · Kalium · Magnesium · Eisen · Omega-6-Fettsäuren

- Schalotten schälen, fein würfeln und in 2 EL heißer Butter goldgelb dünsten.
- Fenchel waschen, eventuell äußere Blätter entfernen, halbieren, den Strunk entfernen und in kleine Stücke schneiden. Fenchelwürfel zu den Schalotten geben und einige Minuten mitdünsten. Mit Brühe angießen, aufkochen lassen, mit Salz, Pfeffer und Koriander abschmecken und ca. 15 Min. köcheln lassen.
- In der Zwischenzeit das Grahambrot in kleine Würfel schneiden und in der restlichen Butter etwas anrösten.
- Die Suppe mit dem Pürierstab oder im Mixer pürieren und gleichzeitig die kalte Sahne zugießen.
- In vorgewärmte Tassen füllen, die Croûtons zugeben, mit etwas Paprikapulver bestreuen und sofort servieren.

HAUPTGERICHTE

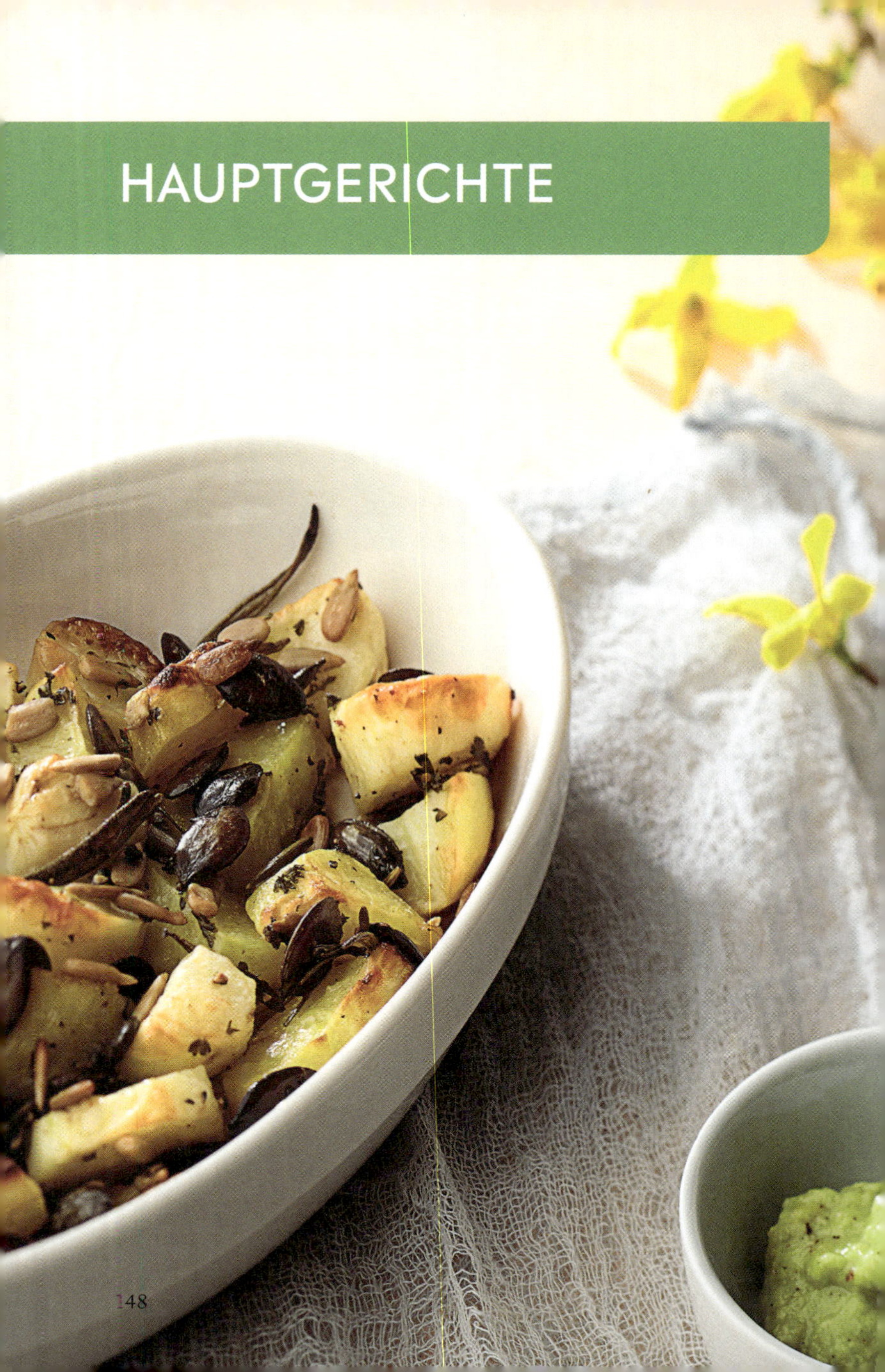

Gehalt- und geschmackvoll

Kartoffeln mit Avocadocreme

Für 4 Portionen
gelingt leicht
~ 25 Min. + 40 Min. Backzeit

1,2 kg Kartoffeln
80 ml Olivenöl, kaltgepresst
Rosmarinnadeln (oder Petersilie)
50 g Sonnenblumenkerne
50 g Kürbiskerne
600 g Avocado
1 Zitrone
Meersalz
schwarzer Pfeffer

Nährstoffkonto
Vitamin B_1, B_6, C, D, E und K · Niacin · Folsäure · Magnesium · Eisen · Zink · Omega-6-Fettsäuren

- Kartoffeln schälen, waschen, trocken tupfen und in gleichmäßige Stücke schneiden.
- In einer flachen Auflaufform Olivenöl mit einer Prise Meersalz, schwarzem Pfeffer, Rosmarinnadeln oder kleingehackter Petersilie verrühren. Sonnenblumen- und Kürbiskerne hinzufügen. Kartoffeln ebenfalls untermischen.
- Auflaufform in den vorgeheizten Backofen schieben und bei 220 °C ca. 40 Min. backen. Kartoffeln zwischendurch wenden.
- Avocado schälen, in Stücke schneiden, mit dem Saft der Zitrone beträufeln und pürieren. Mit Pfeffer und Meersalz würzen. Die Creme zu den Kartoffeln servieren.

Gemüse und Joghurt - ein köstliches Duo

Kürbisstreifen in Knoblauchjoghurt

Für 1 Portion
gelingt leicht
~ 40 Min.

200 g Kartoffeln
150 g Kürbis (Hokkaido)
50 g Pastinake
1 TL Rapsöl
Salz
Pfeffer, frisch gemahlen
Kurkuma
Kreuzkümmel
20 g schwarze Oliven
2 EL Zitronensaft, frisch gepresst
60 g Joghurt (min. 3,5 % Fett)
25 g saure Sahne (20 % Fett)
1 EL Olivenöl
etwas frischer Knoblauch

- Kartoffeln putzen, waschen und in der Schale kochen.
- Kürbis halbieren, Kerne entfernen und das Kürbisfleisch in dünne Scheiben schneiden. Pastinake in dicke, lange Stifte schneiden. Rapsöl in einer Pfanne erhitzen. Kürbis und Pastinake hineingeben und unter Rühren einige Minuten anschmoren. Mit Salz, Kurkuma und Kreuzkümmel würzen. Dann die Oliven zugeben.
- Bei geschlossenem Deckel etwa 15 Min. schmoren, bis das Gemüse gar ist. Zwischendurch Zitronensaft und eventuell etwas Wasser zugeben.
- Für die Knoblauchsauce Joghurt mit saurer Sahne und Olivenöl verrühren und mit etwas zerdrücktem Knoblauch, Salz und Pfeffer abschmecken.
- Das Gemüse mit der Sauce servieren und die Pellkartoffeln dazu reichen.

Nährstoffkonto
Kohlenhydrate · wertvolles Fett · Vitamin B_1 und B_6 · Kalzium

Tipp Der Hokkaidokürbis eignet sich für solche Gerichte hervorragend: Er schmeckt sehr mild und muss nicht geschält werden. Wer zu Blähungen neigt, sollte zunächst den frischen Knoblauch weglassen.

Ein schönes Abendessen für kalte Tage

Rote Bete in Orangensauce

- Den Reis in der doppelten Menge Wasser etwa 25 Min. kochen. Rote Bete abspülen, eventuell schälen und Karotten in grobe Stifte schneiden. Zwiebel würfeln und in Öl anschwitzen. Rote Bete, Karotten und Knoblauch zugeben und etwa 5 Min. mitdünsten.
- Orange auspressen und Saft beiseitestellen. Gewürze und Orangenschale zum Gemüse geben, mit der Gemüsebrühe ablöschen und etwa 10–15 Min. bei geschlossenem Deckel bissfest dünsten. Mit Salz und Pfeffer abschmecken.
- Reismehl mit dem ausgepressten Orangensaft anrühren, unter das Gemüse mischen und kurz aufkochen lassen. Mit Sahne verfeinern und nochmals abschmecken. Den gegarten Reis dazu reichen.

Tipp Statt Gemüsebrühe können Sie auch nur Wasser nehmen. Sollten Sie zu Blähungen neigen, lassen Sie am besten Zwiebeln und Knoblauch weg.

Für 1 Portion
preisgünstig
~ 45 Min.

- 80 g Naturreis
- 150 g Rote Bete
- 50 g Karotte
- 1 Zwiebel
- 1 TL Olivenöl
- etwas frischer Knoblauch
- 1 große Orange
- 1 Msp. frischer Ingwer
- 1 Msp. Kurkuma
- 1 Msp. Koriander, gemahlen (oder Curry)
- Kräutersalz
- Pfeffer, frisch gemahlen
- 1 EL Orangenschale, unbehandelt
- 100 ml Gemüsebrühe
- ½ EL Reismehl
- 1 EL Sahne

Nährstoffkonto
Kohlenhydrate · Vitamin B_1 und B_6 · Folsäure · Magnesium · Eisen

So viel Gutes in einer Auflaufform

Bunter Fischtopf

Für 1 Portion
braucht etwas mehr Zeit
~ 40 Min. + 45 Min. Garzeit

1 Zwiebel
etwas Knoblauch
100 g Tomaten
1 kleine Paprikaschote (rot oder grün)
100 g Kartoffeln
Salz
Pfeffer, frisch gemahlen
1 EL Petersilie, gehackt
1 EL Olivenöl
200 g Seelachsfilet
frischer Zitronensaft
1 Lorbeerblatt
25 ml Gemüsebrühe

Nährstoffkonto
Protein · Vitamin B_6 und B_{12} · Magnesium · Jod

- Zwiebeln und Knoblauch in dünne Scheiben, Tomaten in grobe Würfel und Paprikaschote in Streifen schneiden.
- Kartoffeln mit der Schale garen und anschließend pellen. Danach in fingerdicke Scheiben schneiden.
- Kartoffeln und Gemüse mit Salz, Pfeffer, Petersilie und Öl in einer Schüssel gut vermischen.
- Das Fischfilet unter fließendem Wasser abspülen, trocken tupfen, salzen, mit Zitronensaft beträufeln und in etwa 5 cm große Stücke schneiden.
- Zuerst eine Hälfte des Gemüses, dann Fischstücke und das übrige Gemüse in eine Auflaufform mit Deckel schichten. Das Lorbeerblatt hinzugeben.
- Mit 2 EL Wasser und der Brühe aufgießen. Samt Deckel im vorgeheizten Backofen bei 220 °C (Umluft 200 °C) erst 30–40 Min., dann bei 175 °C weitere 10 Min. garen. Mit gehackter Petersilie bestreut servieren.

Tipp Fisch ist ein Allround-Talent für Ihre Gesundheit: Er liefert hochwertiges Protein zum Muskelerhalt und -aufbau sowie Jod für eine gute Schilddrüsenfunktion. Diese trägt maßgeblich zu einem normal funktionierenden Stoffwechsel (Energieumsatz) und damit zum Wohlbefinden bei.

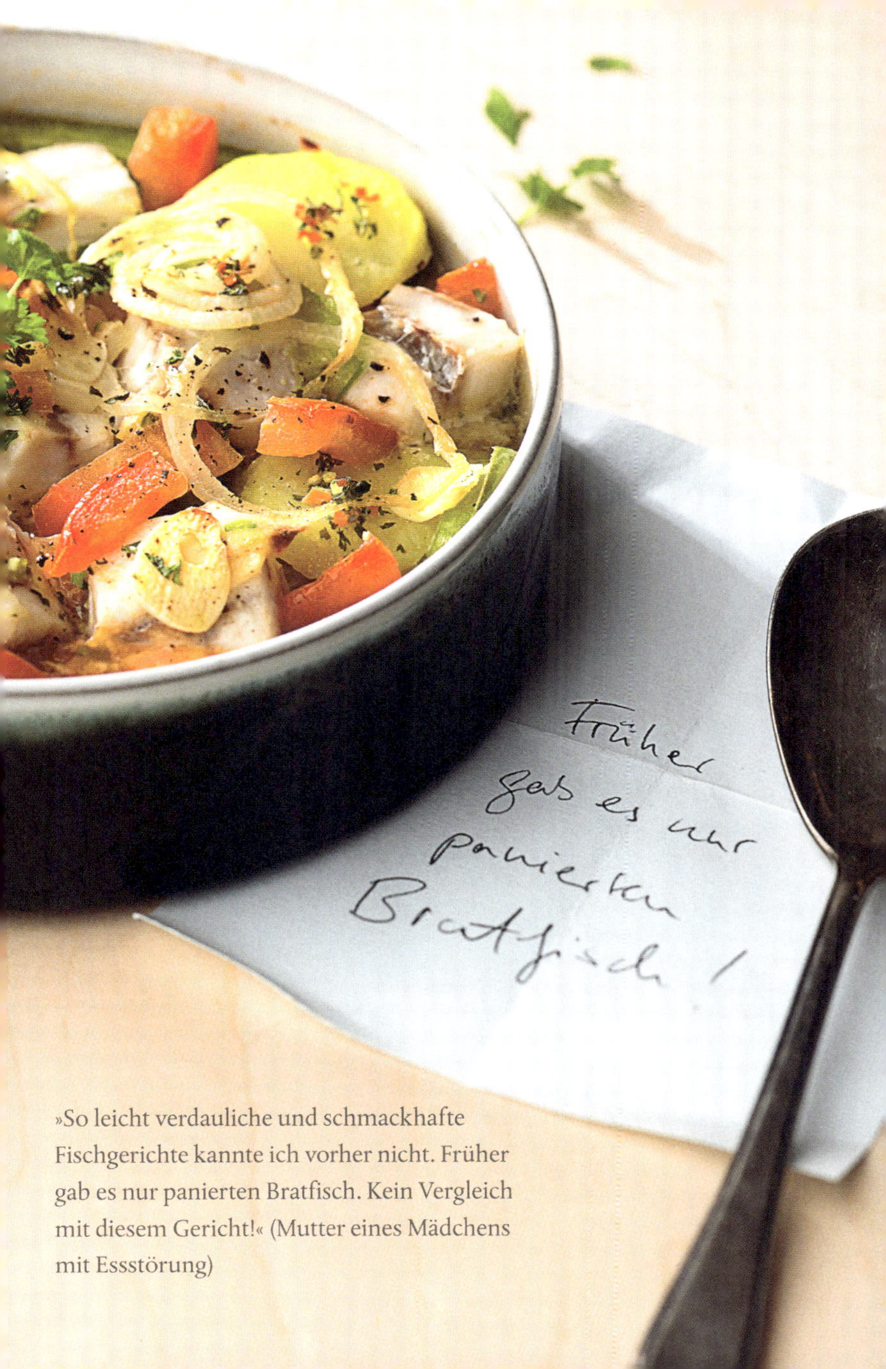

»So leicht verdauliche und schmackhafte Fischgerichte kannte ich vorher nicht. Früher gab es nur panierten Bratfisch. Kein Vergleich mit diesem Gericht!« (Mutter eines Mädchens mit Essstörung)

Leicht und sättigend zugleich

Schweinefilet im Kartoffel-Gemüse-Bett

- Die Kartoffeln gut abspülen und mit Schale garen.
- Zucchini waschen und in feine Streifen schneiden. Kohlrabi schälen, vierteln und ebenfalls in feine Streifen schneiden.
- Das Schweinefilet leicht salzen und pfeffern. Butterschmalz in einer Pfanne zerlassen und das Filet von beiden Seiten kräftig anbraten.
- Inzwischen den Kohlrabi in der Butter andünsten, Zucchini kurz dazugeben. Gemüsebrühe dazugießen und das Gemüse bissfest garen. Mit Salz, Muskat und Petersilie abschmecken.
- Gemüse, Fleisch und Kartoffeln auf einem Teller servieren.

Tipp Sie können die Gemüsemenge verdoppeln und so prima auf Vorrat kochen. Das Gemüse schmeckt auch sehr gut kalt zum Brot am Abend. Gedünstetes Gemüse eignet sich gerade dann besonders gut, wenn Sie rohes Gemüse nicht so gut vertragen.

Für 1 Portion
preisgünstig
~ 40 Min.

- 250 g Kartoffeln
- 100 g Zucchini
- 100 g Kohlrabi
- 125 g Schweinefilet
- Salz
- Pfeffer, frisch gemahlen
- 1 TL Butterschmalz
- 1 TL Butter
- 20 ml Gemüsebrühe
- Muskatnuss, frisch gerieben
- 1 EL Petersilie, gehackt

Nährstoffkonto
Protein · Vitamin B_1, B_2, B_6 und B_{12} · Folsäure · Eisen

Süßlich - aromatisch - asiatisch

Gemüse-Ingwer-Pfanne mit Banane

Für 1 Portion
braucht etwas mehr Zeit
~ 40 Min.

10 g Rosinen
60 g Naturreis
½ Zwiebel
etwas frischer Ingwer
½ Karotte
½ rote Paprikaschote
½ Zucchini
1 TL Sonnenblumenöl
Kurkuma
Curry
Salz
Paprikapulver
Cayennepfeffer
½ Banane
10 g Mandelsplitter
25 g saure Sahne (10 % Fett)
1 EL Zitronensaft, frisch gepresst

- Als Erstes die Rosinen in heißem Wasser einweichen.
- Den Reis in der doppelten Menge Wasser etwa 20 Min. garen.
- Zwiebel und Ingwer schälen, fein würfeln. Gemüse waschen. Karotten in Scheiben, Paprikaschote in Streifen und Zucchini in Stifte schneiden. Banane stückeln.
- Zwiebel und Ingwer im Öl glasig dünsten, etwas Kurkuma und Curry kurz mit anschwitzen, mit ein wenig Wasser ablöschen. Zuerst die Karotten, dann die Paprikaschote und zuletzt die Zucchini, Salz, Paprikapulver, Cayennepfeffer und eingeweichte Rosinen sowie Bananenstückchen zugeben und alles bissfest garen.
- Mandelsplitter in einer Pfanne ohne Fett kurz anrösten. Auf einem Teller abkühlen lassen.
- Gemüse vom Herd nehmen, saure Sahne und Zitronensaft unterziehen. Abschmecken. Mit Mandelsplittern bestreuen und zusammen mit dem Reis servieren.

Tipp Sie können beliebig variieren, in dem Sie das Gemüse austauschen oder anderes getrocknetes Obst verwenden.

Nährstoffkonto
Kohlenhydrate · Vitamin B_1 und B6 · Kalzium · Magnesium · Eisen

Ein echter Sattmacher

Vollkorn-Spaghetti an Walnusssauce

Für 4 Portionen
gelingt leicht
~ 30 Min.

600 g Vollkorn-Spaghetti
80 g Walnüsse, frisch
3 EL (30 g) Walnussöl (alternativ: Sonnenblumenöl)
60 ml Weißwein trocken (optional)
2 Tomaten (120 g)
Salz
Pfeffer

Nährstoffkonto
Kohlenhydrate · Ballaststoffe · Vitamin B_1 und E · Niacin · Kalium · Magnesium · Eisen · Zink · Omega-3- und Omega-6-Fettsäuren

- Die Vollkorn-Spaghetti in reichlich Salzwasser 8–10 Min. kochen (Zubereitungshinweise auf der Packung beachten).
- In der Zwischenzeit die Walnüsse mit dem Mörser oder mit einem großen Messer zerquetschen, in einer Pfanne mit heißem Walnuss- oder Sonnenblumenöl kurz anrösten.
- Die Nudeln abgießen, in die Pfanne geben, darin schwenken und mit Meersalz, Pfeffer und eventuell Weißwein abschmecken.
- Die Tomaten enthäuten, Kerne entfernen und in kleine Würfel schneiden. Die Tomatenstückchen über die Spaghetti streuen.

Tipp Wenn Sie dieses Gericht als Hauptmahlzeit essen, können Sie eventuell an dem Tag eine Zwischenmahlzeit auslassen.

»So etwas hätte ich früher, als ich noch krank war, niemals gegessen! Dabei ist es total lecker und enthält so viele Nährstoffe.« (Susan, 35, früher anorektisch)

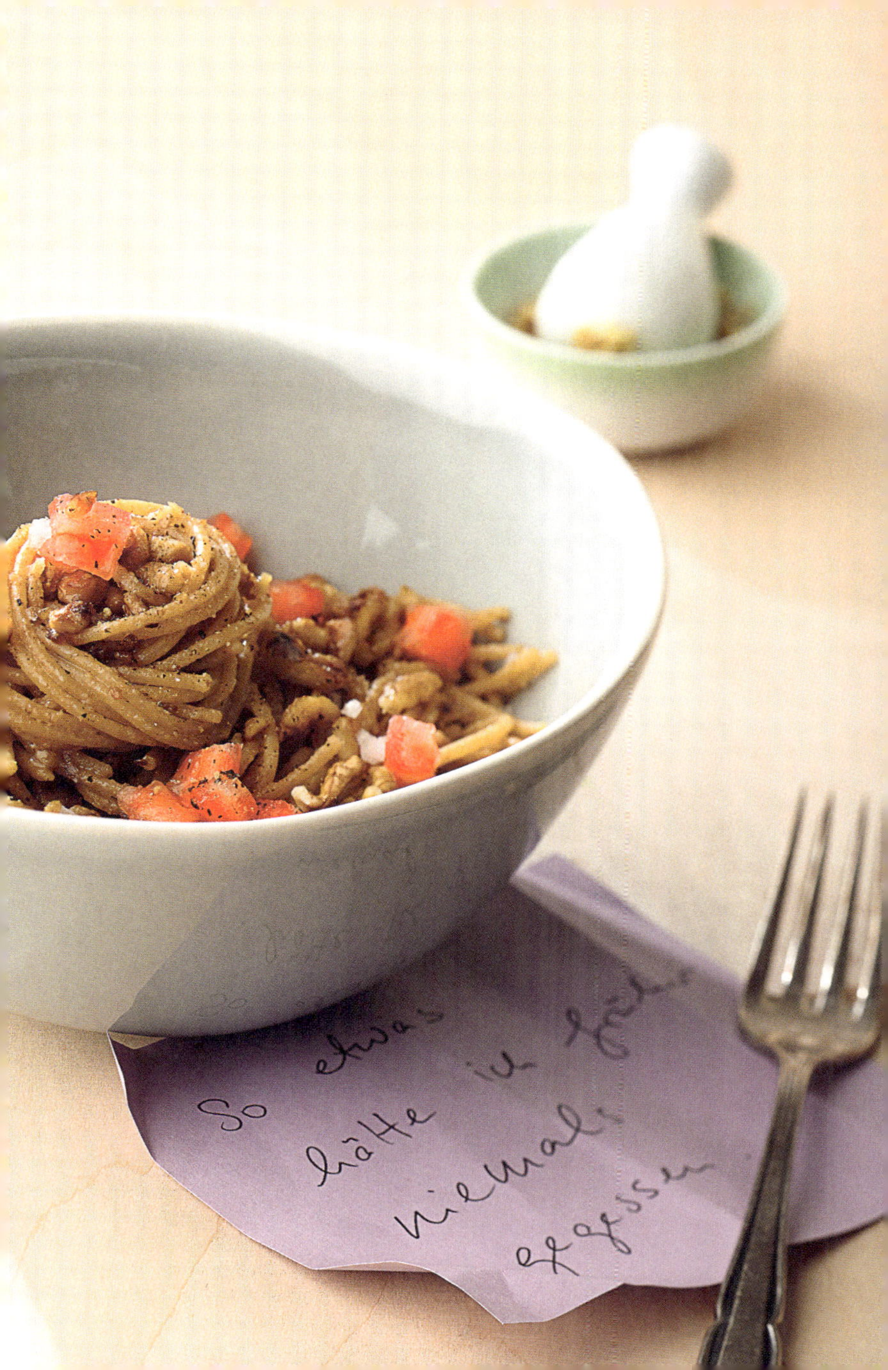
So
etwas
hätte
ich
niemals
gegessen

Ein prima Gericht für den Herbst

Rotbarsch mit Wirsing

Für 1 Portion
gelingt leicht
~ 60 Min.

- 200 g Rotbarschfilet
- ½ EL Zitronensaft, frisch gepresst
- 125 g Wirsingkohl
- ½ Zwiebel
- 80 g Tomaten
- 125 g Lauch
- 100 g Kartoffeln
- Salz
- Pfeffer, frisch gemahlen
- 2 Lorbeerblätter
- 1 TL Senf, mild
- 1 EL Olivenöl
- 1 Pr. Muskatnuss, frisch gerieben
- Petersilie, gehackt

Nährstoffkonto
Protein · Vitamin B_1, B_6 · Kalzium · Magnesium · Jod

- Das Fischfilet unter fließendem Wasser abspülen, trocken tupfen, salzen, pfeffern und mit Zitronensaft beträufeln.
- Den Wirsing putzen, abspülen und in feine Streifen schneiden. Zwiebel ebenfalls in feine Streifen schneiden.
- Den Stielansatz der Tomate herausschneiden. Tomate kurz heiß überbrühen und enthäuten. Kerne entfernen und Fruchtfleisch in Würfel schneiden.
- Lauch putzen, abspülen und die Hälfte in sehr feine Streifen schneiden.
- Kartoffeln waschen, schälen und gar kochen. Danach durch eine Kartoffelpresse drücken oder mit einer Gabel zerdrücken.
- Die Wirsingstreifen etwa eine halbe Minute im Dampf garen (Siebeinsatz verwenden oder in wenig Wasser dünsten). Zwiebelstreifen dazugeben, salzen und pfeffern. Dann den Fisch darauflegen, Tomatenwürfel, Lauch und Lorbeerblätter darüberschichten und nochmals würzen. Alles etwa 10 Min. dämpfen und 5 Min. ruhen lassen. Das Fischfilet herausnehmen und warm stellen.
- Etwas Sud aus dem Topf zusammen mit Senf und Öl separat mit dem Schneebesen aufschlagen. Mit Salz und Pfeffer abschmecken.
- Das Gemüse unter die gestampften Kartoffeln heben und mit Muskat, Salz und Pfeffer abschmecken.
- Alles auf einem Teller anrichten und mit Petersilie bestreuen.

Quinoa – das Gold der Inka

Ratatouille mit Quinoa

- Quinoa in der 2 ½-fachen Menge Wasser etwa 15 Min. kochen.
- Gemüse waschen. Tomaten vierteln, Aubergine und Zucchini würfeln und Paprika in Streifen schneiden. Knoblauch schälen und fein würfeln. Zwiebel schälen, würfeln und in Öl glasig dünsten. Tomaten zugeben und wenige Minuten mitdünsten.
- Aubergine, Zucchini und Paprika zugeben und mit dem Knoblauch, Salz, Pfeffer und Apfelessig abschmecken. Etwa 10–15 Min. schmoren lassen, bis das Gemüse weich ist. Mit frischem Thymian und Rosmarin bestreut servieren.

Tipp Quinoa steckt voller guter Nährstoffe, vor allem hochwertigem Protein, Eisen und Magnesium. Aus Quinoa lassen sich viele tolle Gerichte zaubern. Experimentieren Sie ein bisschen! Für dieses Rezept können Sie ersatzweise auch Hirse verwenden.

Für 1 Portion
gut vorzubereiten
~ 40 Min.

- 60 g Quinoa (alternativ: Hirse)
- 125 g Tomaten
- 100 g Aubergine
- 100 g Zucchini
- ½ grüne Paprikaschote
- 1 Zwiebel
- 1 TL Olivenöl
- etwas Knoblauch
- 1 TL Apfelessig
- 1 EL Kräuter, gehackt (Thymian, Rosmarin)
- Salz
- Pfeffer, frisch gemahlen

Nährstoffkonto
Protein · Kohlenhydrate · Vitamin B_1 · Folsäure · Kalzium · Magnesium · Eisen

Vollwertig und sättigend

Herzhafte Pfannkuchen

Für 1 Portion
gelingt leicht
~ 45 Min.

- 25 g Buchweizenkörner, ganz
- 50 ml Gemüsebrühe
- etwas frischer Knoblauch
- 25 g Buchweizenmehl
- 50 ml Vollmilch
- 100 g Tomaten
- 30 g Schafskäse
- ¼ Zwiebel
- ½ Ei
- Koriander, gemahlen
- Kräutersalz
- Muskatnuss, frisch gerieben
- 1 TL Kokosfett
- 1 EL Schnittlauchröllchen

Nährstoffkonto
Protein · Vitamin B_1 · Kalzium

- Gemüsebrühe in einem Topf zum Kochen bringen. Buchweizenkörner heiß abspülen, in die kochende Gemüsebrühe einrühren und mit etwas Knoblauch 10 Min. köcheln und anschließend 15 Min. ausquellen lassen.
- In einem Schüsselchen Buchweizenmehl mit Milch verrühren und 20 Min. quellen lassen.
- Tomaten in Scheiben schneiden, Schafskäse grob reiben und Zwiebeln fein hacken.
- Beide Buchweizenmassen miteinander mischen, das halbe Ei, Koriander, Kräutersalz und Muskatnuss unterrühren und pikant abschmecken.
- Aus dem Teig im heißen Kokosfett einen Pfannkuchen ausbacken. Pfannkuchen mit Tomatenscheiben belegen, Schafskäse, Zwiebelwürfel und Schnittlauchröllchen darüberstreuen und servieren.

Tipp Pfannkuchen sind sehr vielseitig. Den Teig kann man auch einfacher und schneller ohne Buchweizen zubereiten. Dazu Weizenvollkornmehl, Eier, Milch und etwas Salz verrühren und 20 Min. quellen lassen. Die Pfannkuchen kann man alternativ auch mit einer Spinat-Crème-fraîche-Mischung füllen und mit Käse im Ofen überbacken oder einfach mit Gurke und Dilljoghurt servieren.

Eierkuchen mit Gemüseüberraschung

Karottenpfannkuchen

Für 1 Portion
geht schnell
~ 35 Min.

- 200 g junge Karotten
- 1 EL Butter
- Salz
- Pfeffer, frisch gemahlen
- 1 Ei
- 40 g Weizenvollkornmehl
- 80 ml Vollmilch
- 25 g Kochschinken
- 10 g Emmentaler Käse, gerieben
- 25 g Kopfsalat

Nährstoffkonto
Protein · Kohlenhydrate · Vitamin B_1 · Kalzium

- Die Karotten abspülen und abbürsten. Eventuell längs halbieren, wenn es keine kleinen Karotten sind. In der Hälfte der Butter bissfest andünsten. Wenn nötig, etwas Wasser hinzugeben. Salzen und pfeffern.
- Das Ei verquirlen, Mehl und Milch einrühren und den Teig leicht salzen. Schinken in kleine Würfel schneiden und unter den Teig ziehen.
- Restliche Butter in einer beschichteten Pfanne zerlassen und die Karotten sternförmig darin anordnen. Den Teig darübergießen und zugedeckt langsam backen. Ist der Teig fest, den Pfannkuchen mithilfe eines Tellers wenden. Mit Käse bestreuen und zugedeckt weiterbacken. Mit etwas grünem Salat auf einem Teller anrichten.

Gut für die Nerven

Pikante Haferpuffer

- Haferflocken und geschrotete Leinsamen in eine Schüssel geben. 250 ml Wasser zum Kochen bringen und Gemüsebrühe darin auflösen, dann über die Haferflocken und den Leinsamen geben.
- Karotte waschen, schälen, in Würfel schneiden und mit Eiern und Mehl zu der Flocken-Leinsamen-Mischung geben.
- 100 g des Kräuterquarks unter die Flocken rühren. Aus der Masse in einer Pfanne mit heißem Sonnenblumenöl kleine Puffer backen.
- Den restlichen Quark mit Milch glatt rühren und als Dip zu den Puffern reichen.

Für 4 Portionen
geht schnell
~ 40 Min.

- 150 g Haferflocken
- 50 g Leinsamen geschrotet (2 ½ EL)
- ½ Würfel Gemüsebrühe (10 g)
- 50 g Karotte
- 2 Hühnereier
- 20 g Mehl (1 EL)
- 400 g Quark mit Kräutern (40 % Fett i. Tr.)
- 3 EL Sonnenblumenöl (30 g)
- 3 EL Kuhmilch

Nährstoffkonto
Ballaststoffe · wertvolles Fett · Vitamin A, B_2, D und E · Niacin · Kalzium · Kalium · Eisen · Zink

Die vegetarische Variante zur Hackfüllung

Paprika fleischlos gefüllt

- Grünkern in einem Topf in 400 ml Wasser zugedeckt kochen lassen, dann bei niedrigster Stufe ca. 30 Min. ausquellen lassen.
- In der Zwischenzeit Paprikaschoten waschen, putzen, halbieren, Kerne entfernen und in eine Auflaufform geben.
- Das übrige Gemüse und die Kräuter waschen, putzen und fein zerkleinern. Knoblauch schälen und fein hacken. Den Käse in kleine Würfel schneiden. Alles gut miteinander vermischen und mit Salz und Pfeffer abschmecken.
- Den Grünkern dazugeben, gut mischen und die Masse in die Paprikaschoten füllen. Die restliche Füllung mit in die Auflaufform geben und mit Gemüsebrühe angießen. Im Backofen bei 180 °C 30 Min. garen.

»Mein Freund verputzt diese Dinger auch ohne Murren, obwohl er Fleisch liebt.« (Jana, 22, auf dem Weg zum Gesundwerden)

Für 4 Portionen
gelingt leicht
~ 45 Min. + 30 Min. Garzeit

- 1,2 kg Paprikaschoten
- 240 g Grünkern
- 500 ml Gemüsebrühe
- 800 g Zucchini
- 600 g Lauch
- 12 g Schnittlauch
- 12 g Petersilie
- 12 g Oregano
- 12 g Knoblauch
- 120 g Emmentaler
- Salz
- Pfeffer

Nährstoffkonto

Protein · Kohlenhydrate · Ballaststoffe · Vitamin A, B_1, B_2, · B_6, C, E und K · Niacin · Folsäure · Kalium · Kalzium · Magnesium · Eisen · Zink · Omega-3- und Omega-6-Fettsäuren

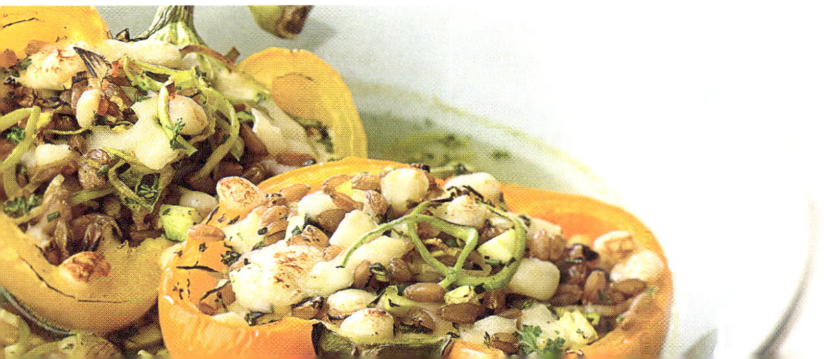

Gedrehtes Glück

Spirelli mit Roter Bete

- Rote Bete gut abspülen, eventuell schälen, vierteln und in dünne Scheiben schneiden. Zwiebel in Würfel, Knoblauch in Scheiben schneiden und beides im Öl andünsten. Rote Bete dazugeben, anschmoren, salzen und 4 EL Wasser dazugießen. Bei geschlossenem Deckel 10–20 Min. köcheln lassen. Mit Vollkornmehl bestäuben und aufkochen lassen.
- Die Nudeln al dente kochen.
- Sahne steif schlagen, Estragon unterheben und mit Pfeffer und Muskat würzen. Die Sahne unter die Rote Bete ziehen, abschmecken und zu den Nudeln servieren.

Für 1 Portion
gelingt leicht
~ 30 Min.

- 150 g frische Rote Bete
- ½ Zwiebel
- etwas frischer Knoblauch
- 1 TL Olivenöl
- 2 TL Vollkornmehl
- 80 g Vollkornspirelli
- 15 g Sahne
- 1 EL Estragon, gehackt
- Salz
- Pfeffer, frisch gemahlen
- Muskatnuss, frisch gerieben

Nährstoffkonto
Kohlenhydrate · Vitamin B_1 · Magnesium · Eisen

Ein herrliches Frühlingsgericht

Spargel-Bärlauch-Spaghetti

Für 1 Portion
gelingt leicht
~ 30 Min.

150 g grüner Spargel
1 TL Olivenöl
60 g Vollkorn-Spaghetti
½ Zwiebel
60 g Champignons
1 TL Butterschmalz
Kräutersalz
Paprikapulver
30 g Sahne
Salz
Pfeffer, frisch gemahlen
Bärlauch, frisch

Nährstoffkonto
Kohlenhydrate · Protein · Vitamin B_1 · Magnesium

- Spargel nur an den holzigen Enden schälen und in wenig Salzwasser gar kochen. In etwa 5 cm lange Stücke schneiden.
- Spaghetti in etwa 1 Liter Salzwasser mit 1 TL Olivenöl gar kochen.
- Zwiebel schälen und fein würfeln, Champignons putzen und vierteln und beides im heißen Butterschmalz anschwitzen, würzen und etwa 10 Min. bei geschlossenem Topf garen.
- Spargel, Spaghetti und Sahne zu den Pilzen geben und mit Kräutersalz und Pfeffer abschmecken. Bärlauch in feine Streifen schneiden und unterrühren.

Liegt nicht schwer im Magen

Überbackenes Filet mit Tagliatelle

Für 1 Portion
braucht etwas mehr Zeit
~ 50 Min.

- 125 g Schweinefilet
- 1 TL Olivenöl
- 15 g Kochschinken
- ½ Zwiebel
- 50 g Tagliatelle
- ½ kleine Stange Lauch
- 50 g Champignons
- 2 EL Zitronensaft, frisch gepresst
- 1 Scheibe frische Ananas
- Salz
- Pfeffer, frisch gemahlen
- 1 TL Majoran, getrocknet
- 1 Pr. Cayennepfeffer
- 1 Pr. Kümmel, gemahlen
- 1 Tomate
- 30 g Edelpilzkäse (50 % Fett i. Tr.)
- 1 EL Petersilie, gehackt
- 1 EL Schnittlauchröllchen

Nährstoffkonto
Kohlenhydrate · Vitamin B_1, B_6 und B_{12} · Eisen

- Das Fleisch abspülen, trocken tupfen, mit Salz, Pfeffer und Majoran kräftig würzen und im heißen Öl anbraten. Herausnehmen und in eine feuerfeste Form legen.
- Den Schinken in feine Würfel schneiden. Die Zwiebel fein hacken. Lauch putzen, abspülen und in Streifen schneiden. Schinken- und Zwiebelwürfel im Bratfett andünsten. Lauch dazugeben und kurz mitdünsten.
- Champignons abbürsten, in Scheiben schneiden und mit Zitronensaft beträufeln. Die Pilze zum Gemüse geben und kurz mitdünsten. Ananas in Würfel schneiden und zum Gemüse geben. Mit 4 EL Wasser aufgießen und aufkochen. Das Gemüse mit Salz, Pfeffer, Cayennepfeffer, Kümmel und Majoran kräftig abschmecken und auf dem Fleisch verteilen.
- Tomate abspülen und in Scheiben geschnitten auf das Gemüse legen. Den Käse in Scheiben darauf verteilen und alles unter dem heißen Grill (im Backofen) überbacken.
- In der Zwischenzeit Nudeln in Salzwasser al dente kochen.
- Das Filet mit den Kräutern garnieren und zusammen mit den Nudeln anrichten.

Auflauf mal ganz anders

Linsenauflauf

Für 4 Portionen
braucht etwas mehr Zeit
~ 60 Min.

- 5 g gekörnte Gemüsebrühe
- 270 g Linsen (roh) (alternativ: rote Linsen)
- 4 Kartoffeln (320 g)
- 1 Bund Suppengrün (375 g)
- 200 g Räuchertofu
- 150 g Gouda
- 1 TL Majoranblättchen

Nährstoffkonto
Ballaststoffe · Folsäure · Niacin · Kalzium · Magnesium · Eisen · Zink

- In einer großen, tiefen Pfanne 1 Liter Wasser zum Kochen bringen. Gemüsebrühe darin auflösen. Linsen zufügen und ca. 45 Min. darin kochen. Wichtig: Wenn Sie rote Linsen verwenden, verkürzt sich die Garzeit um ca. 10 Min.
- Kartoffeln und Suppengrün putzen, waschen und klein schneiden. Nach der Hälfte der Garzeit zu den Linsen geben und mitkochen.
- Räuchertofu in kleine Würfel schneiden. Auf dem Linsengemüse verteilen. Käse grob raspeln und dazugeben. Sobald der Käse geschmolzen ist, mit Majoranblättchen bestreuen und servieren.

Tipp Als Hauptmahlzeit ergänzen Sie dieses Gericht bitte noch mit Rohkost, z. B. einem Paprikasalat.

Ein leckerer Fleischersatz

Tofuschnitten

Für 4 Portionen
gut vorzubereiten
~ 15 Min. + mehrere Stunden Marinierzeit

500 g Tofu
5 EL Sojasauce
1 Knoblauchzehe
1 Ei
30 g Weizenschrot (Type 1700)
30 g Sesam
etwas Kokosfett

Nährstoffkonto
Protein · Vitamin E · Niacin · Kalzium · Magnesium · Eisen · Zink · Omega-3-Fettsäuren

- Tofu der Länge nach teilen, rundherum mit zerdrückter Knoblauchzehe einreiben und mit Sojasauce beträufeln. Einige Stunden stehen lassen.
- Das Ei verquirlen. Die Tofuschnitten zuerst im Ei, dann in Weizenschrot und zuletzt in Sesam wenden, etwas andrücken und in heißem Kokosfett von beiden Seiten goldgelb braten.

Tipp Diese Beilage sollte mit einem Gemüse- oder Getreidegericht bzw. einem Salat ergänzt werden!

Herzhaft und süßlich zugleich

Risotto mit Kürbis

- Kürbis und Zwiebel schälen und würfeln. Die Hälfte der Margarine in einer Pfanne erhitzen. Gemüsewürfel darin andünsten.
- Arborio-Reis zugeben und mit Wein ablöschen. Wein verkochen lassen. Gemüsebrühe-Pulver in 800 ml heißem Wasser auflösen. Brühe nach und nach zum Risotto geben, bis der Reis gar ist (ca. 30 Min.).
- Mit Salz und Pfeffer würzen. Einige Minuten durchziehen lassen.
- In der Zwischenzeit die Kürbiskerne leicht anrösten.
- Die restliche Margarine und den geriebenen Käse unterziehen und mit den Kürbiskernen bestreuen.

Für 4 Portionen
preisgünstig
~ 50 Min.

400 g Hokkaido-kürbis
1 kleine Zwiebel
40 g Margarine
320 g Arborio-Reis
200 ml Weißwein trocken
10 g Gemüsebrühe (Instant)
Salz
Pfeffer
26 g Hartkäse
2 EL Kürbiskerne

Nährstoffkonto
Kohlenhydrate · Vitamin K · Niacin · Kalzium · Kalium · Zink · Omega-6-Fettsäuren

Fenchel - ein ganz besonderes Gemüse

Feines Fenchel-Festmahl

- Fenchel putzen, waschen und in Streifen schneiden. Fenchelgrün hacken und für die Garnitur aufbewahren.
- Zwiebel in Würfel schneiden und zusammen mit den Fenchelstreifen in heißem Öl andünsten. Mit zerstoßenen Fenchel- und Korianderkörnern, Salz und Pfeffer würzen.
- Tomaten mit Saft hinzufügen und ca. 15 Min. einkochen lassen.
- Saure Sahne, gehackte Petersilie und Zitronensaft zugeben und alles in eine gefettete Auflaufform füllen.
- Käse reiben und mit Semmelbröseln und gehacktem Fenchelgrün vermischen und über das Fenchelgemüse streuen. Im vorgeheizten Backofen bei 220 °C etwa 20 Min. backen.

Für 4 Portionen
gut vorzubereiten
~ 40 Min. + 20 Min. Backzeit

3 Knollen Fenchel
1 Zwiebel
4 EL Bratöl
Fenchelkörner
Korianderkörner
Salz
Pfeffer
250 g Tomaten (aus der Dose)
5 EL saure Sahne (30 % Fett)
1 EL Petersilie, gehackt
3 EL Zitronensaft
100 g Bergkäse (Vollfettstufe)
4 EL Vollkorn-Semmelbrösel
etwas Öl zum Einfetten

Nährstoffkonto
Ballaststoffe · Vitamin E und K · Niacin · Folsäure · Kalium · Kalzium · Omega-6-Fettsäuren

Pasta? Pronto!

Bunte Nudelpfanne

- Nudeln in etwa 1 Liter Salzwasser mit 1 TL Olivenöl bissfest (al dente) garen und kurz mit kaltem Wasser abschrecken.
- Gemüse waschen. Karotte und Paprikaschote in feine Streifen schneiden, Tomate würfeln. Champignons abbürsten und vierteln oder achteln.
- Zwiebel und Knoblauch klein schneiden und in einer Pfanne mit 1 TL Olivenöl glasig dünsten. Gemüse nacheinander zugeben: Mit den Karotten beginnen, zuletzt die Tomatenwürfel kurz mitdünsten.
- Sonnenblumenkerne in einer Pfanne ohne Fett anrösten.
- Die Nudeln mit dem Gemüse mischen, mit etwas Curry, Sojasauce, den frischen Kräutern, Kräutersalz und Pfeffer abschmecken und die Sahne unterziehen.
- Mit den Sonnenblumenkernen bestreuen und servieren.

Für 1 Portion
geht schnell
~ 30 Min.

- 60 g Vollkornnudeln
- 2 TL Olivenöl
- 1 kleine Karotte
- ½ rote Paprikaschote
- 50 g Champignons
- 1 Tomate
- ½ Zwiebel
- 1 EL Sahne
- etwas frischer Knoblauch
- 1 EL Sonnenblumenkerne
- Curry
- Sojasauce
- Basilikum, gehackt
- Oregano, gehackt
- Schnittlauchröllchen
- Kräutersalz
- Salz
- Pfeffer, frisch gemahlen

Nährstoffkonto
Kohlenhydrate · Protein · Vitamin B_1 · Folsäure · Magnesium · Eisen

Bewirkt garantiert kein Völlegefühl

Kartoffeln mit Fisch in Kräutersauce

Für 1 Portion
braucht etwas mehr Zeit
~ 60 Min.

- 200 g Seelachsfilet
- ½ EL Zitronensaft
- 1 Zwiebel
- 100 g Lauch
- 1 EL Olivenöl
- 1 EL Kresse
- 2 EL Petersilie, gehackt
- 1 EL Schnittlauchröllchen
- Dill
- Estragon
- Salz
- Pfeffer, frisch gemahlen
- 40 ml saure Sahne (20 % Fett)
- 100 g Tomaten
- 200 g Kartoffeln

Nährstoffkonto
Protein · Vitamin B_1 und B_6 · Kalzium · Magnesium · Jod

- Fisch unter fließendem Wasser abspülen, trocken tupfen, salzen und mit Zitronensaft beträufeln.
- Zwiebel würfeln. Lauch waschen und in Ringe schneiden. Beides in Öl andünsten.
- Kresse hacken, zusammen mit den übrigen Kräutern mit saurer Sahne verrühren, salzen und pfeffern.
- Tomaten waschen und in Scheiben schneiden.
- Auflaufform mit der Hälfte der Zwiebel-Lauch-Masse füllen. Erst die Tomaten, dann den Fisch daraufschichten. Restliche Zwiebelmasse und abschließend die Kräutersahne darüber verteilen. Im vorgeheizten Backofen bei 200 °C ca. 40 Min. backen.
- In der Zwischenzeit die Kartoffeln mit Schale kochen.

Urlaub auf dem Teller

Asia-Gemüsepfanne

Für 1 Portion
gelingt leicht
~ 45 Min.

50 g Naturreis
80 g Tofu
1 EL Rapsöl
½ Zwiebel
80 g Karotten
25 g Rosenkohl
½ rote Paprikaschote
1 Msp. gehackter Ingwer
½ kleine Stange Lauch
1 EL Sojasauce
30 ml Kokosmilch
1 EL Zitronensaft, frisch gepresst
Salz
1 Pr Cayennepfeffer

Nährstoffkonto
Kohlenhydrate · Protein · Vitamin B_1 und B_6 · Folsäure · Kalzium · Magnesium

- Den Reis mit der doppelten Menge Wasser etwa 25 Min. kochen.
- Tofu in kleine Würfel schneiden, in einer großen Pfanne oder im Wok in etwas Öl anbraten und beiseitestellen.
- Gemüse entsprechend vorbereiten. Zwiebel in Würfel, Karotten in schräge Scheiben, Lauch schräg in Ringe und Rosenkohl sowie Paprika in Streifen schneiden.
- Zwiebel mit Ingwer im restlichen Öl anschmoren. Karotten, Rosenkohl und Paprika hinzufügen, salzen und unter Rühren 5–10 Min. bissfest garen. Dann Lauch beimengen.
- Etwas Wasser zugießen und weitere 5 Min. köcheln lassen. Angebratenen Tofu sowie Sojasauce und Kokosmilch zufügen. Mit Zitronensaft und Cayennepfeffer abschmecken. Mit dem Reis anrichten.

Tipp Statt Kokosmilch können Sie auch 1 EL Kokosflocken in heißem Wasser einweichen und pürieren. Wenn Sie die doppelte Menge kochen, können Sie die andere Portion am nächsten Tag als kalten Salat genießen. Eignet sich auch hervorragend zum Mitnehmen.

Eine gute Alternative zur Frikadelle

Grünkernbratlinge

- Grünkern zusammen mit Zwiebel und Lorbeerblatt in 500 ml Wasser kochen und ausquellen lassen.
- In die noch warme Masse die vegetarische Paste einrühren und abkühlen lassen.
- Majoran, Liebstöckel, das Ei und die Semmelbrösel einkneten und mit Salz abschmecken. Mit feuchten Händen kleine Klopse formen und in einer Pfanne in heißem Kokosfett braten.

Tipp Die Bratlinge sind eine Beilage und müssen mit Salat oder einem Gemüse- bzw. Getreidegericht ergänzt werden!

»Ich genieße es, wieder in Gemeinschaft zu essen. Und diese Bratlinge sind wirklich für die ganze Familie geeignet. So gibt es dann nicht nur für mich vegetarisch!« (Marie, 19, früher bulimisch)

Für 4 Portionen
gelingt leicht
~ 30 Min.

- 130 g Grünkern-Schrot
- 1 Zwiebel
- 1 Lorbeerblatt
- 50 g vegetarische Paste oder Würz-Hefeflocken (Reformhaus)
- 1 Hühnerei
- Majoran
- Liebstöckel
- Salz
- 5 EL Semmelbrösel
- etwas Kokosfett

Nährstoffkonto
Kohlenhydrate · Vitamin B_1, E und K · Niacin · Magnesium · Eisen · Omega-3- und Omega-6-Fettsäuren

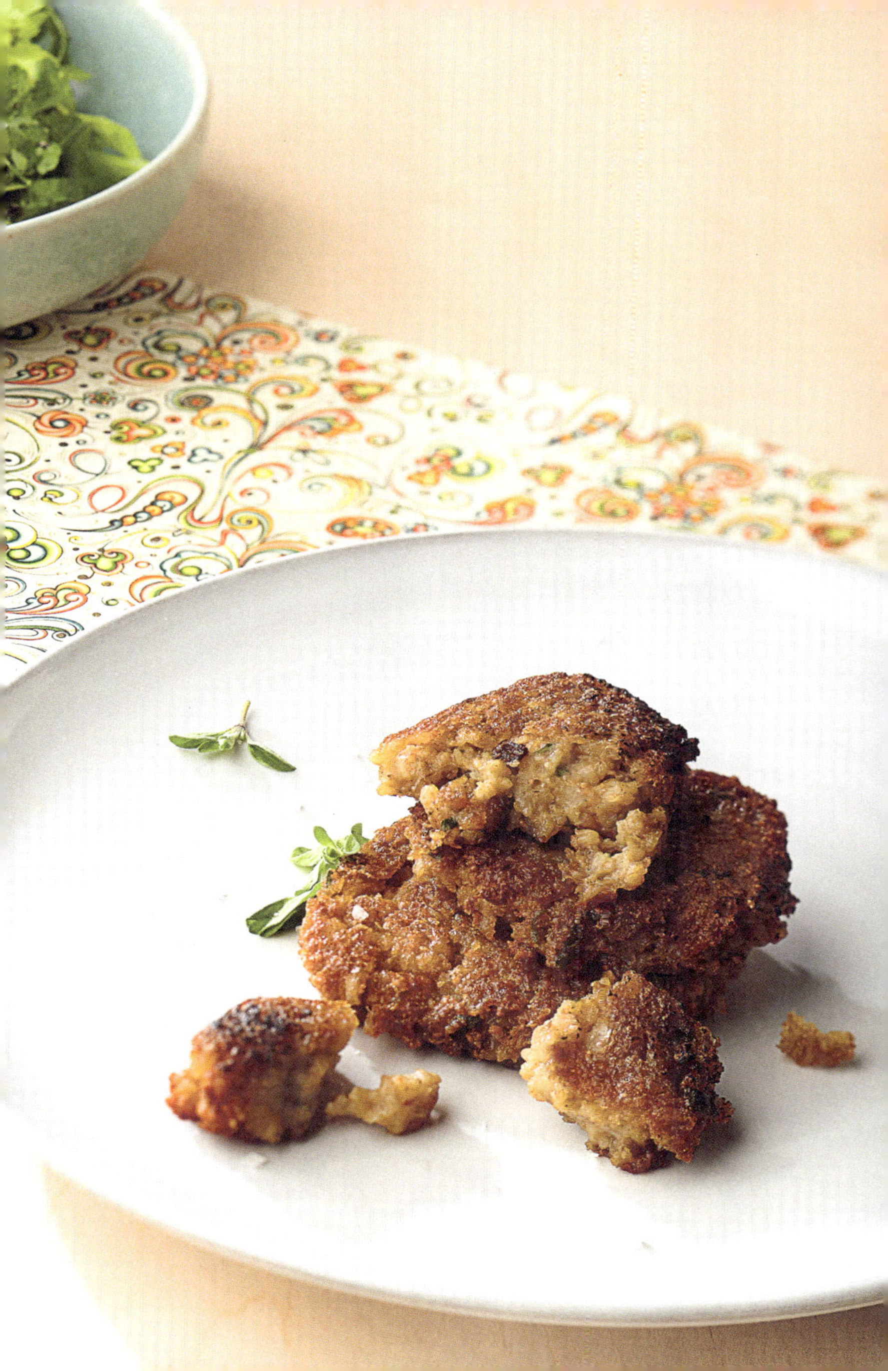

DESSERTS UND DRINKS

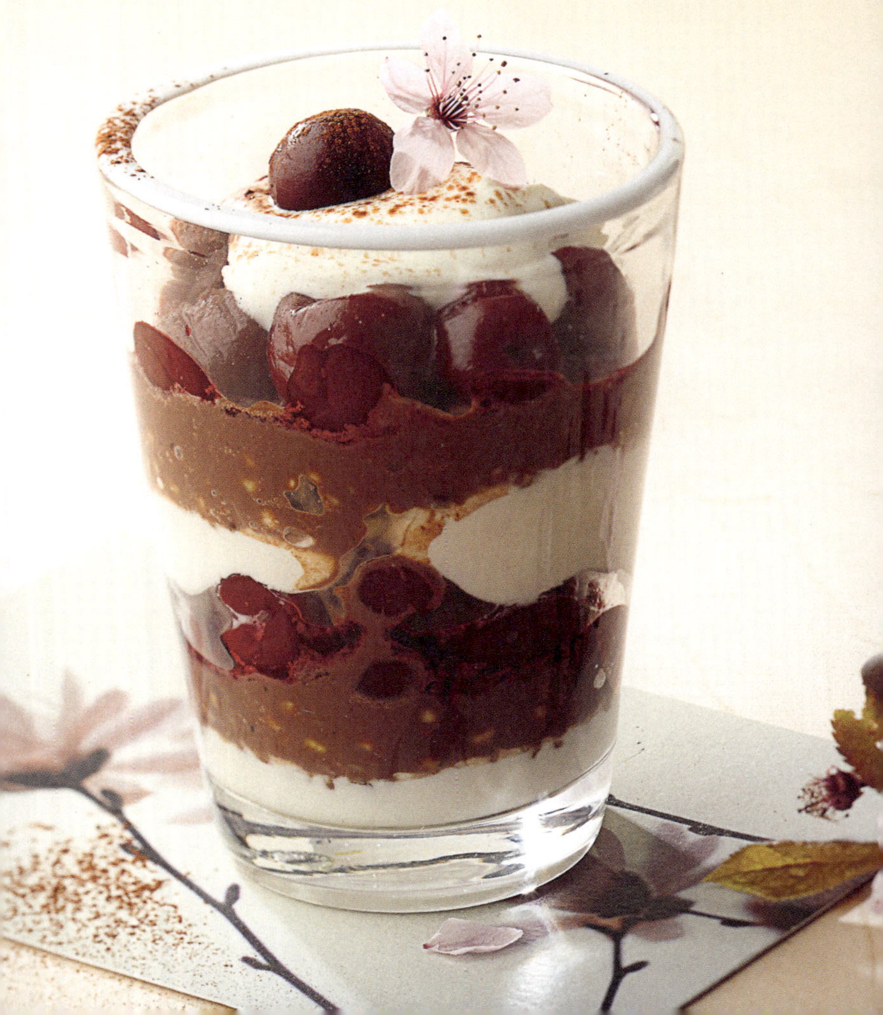

Hilft bei Süßhunger und mieser Laune

Schwarzwälder Kirschchen

Für 1 Portion
gut vorzubereiten
~ 30 Min.

- 40 g Buchweizen, ganz
- 75 ml Vollmilch
- 1 EL Kakao, stark entölt
- 1 TL Honig
- 50 g Kirschen
- 70 g Quark (40 % Fett)

Nährstoffkonto
Kohlenhydrate · Vitamin B_1 und B_6

- Den Buchweizen mit der doppelten Menge Wasser im geschlossenen Topf aufkochen. Danach unter fließendem kaltem Wasser gründlich abbrausen und mit der Milch und dem Kakao zum Kochen bringen und etwa 5 Min. bei schwacher Hitze garen. Den Honig hineinrühren und abkühlen lassen.
- Entweder frische Kirschen abspülen und entsteinen, tiefgekühlte auftauen oder Kirschen aus dem Glas nehmen und abtropfen lassen.
- Buchweizen, Kirschen und den Quark abwechselnd in eine Schüssel schichten. Die oberste Schicht sollte Quark sein. Mit einigen Kirschen garnieren und mit etwas Kakao bestreuen.

Tipp Dieser Brei ist ganz besonders gut für Magenempfindliche geeignet.

Für starke Nerven

Zarter Schoko-Nuss-Traum

Für 1 Portion
gut vorzubereiten
~ 30 Min.

- 1 EL Weizenvollkornmehl
- Zimt
- Vanille
- 1 TL Kakaopulver, stark entölt
- 100 ml Vollmilch
- 15 g Haselnüsse, gerieben
- 1 EL Honig
- 1 EL Zitronensaft, frisch gepresst
- etwas abgeriebene Zitronenschale, unbehandelt
- 40 ml Sahne
- 1 Walnuss
- 2 Scheiben Kiwi

- Mehl, Zimt, Vanille und Kakao mit der Milch gut verrühren, unter ständigem Rühren aufkochen und 2 Min. köcheln lassen. In die noch heiße Milch die Haselnüsse, den Honig, Zitronensaft und Zitronenschale einrühren und abkühlen lassen.
- Sahne steif schlagen, zwei Drittel davon unter die erkaltete Creme heben. In eine kleine Schale füllen und mit dem Rest Sahne, der Walnuss und den Kiwischeiben garnieren.

Nährstoffkonto
Protein · wertvolles Fett · Vitamin B_1 und E · Kalzium · Magnesium

Tipp Diese Nusscreme ist ein guter »Dickmacher«, wenn Sie mal wieder an Gewicht zulegen müssen. Der Kakaoanteil wirkt angenehm anregend und hebt die Stimmung.

Für Genießer

Erdbeeren mit Dip

- Gehobelte Mandeln in einer Pfanne ohne Fett kurz anrösten.
- Schmand mit Joghurt, Honig und Zitronensaft verrühren und abschmecken.
- Erdbeeren nur abwaschen, den Stiel nicht entfernen. Auf einem Teller Mandeln, Dip und Erdbeeren separat anrichten.
- Erdbeeren am Stiel anfassen. Im Dip und in den Mandeln wenden und genießen.

Für 1 Portion
geht schnell
~ 10 Min.

2 EL Mandelblättchen
30 g Schmand (20 % Fett)
40 g Joghurt (min. 3,5 % Fett)
½ TL Honig
½ TL Zitronensaft, frisch gepresst
150 g frische Erdbeeren

Nährstoffkonto
Protein · Vitamin C · Kalzium · Magnesium

Fruchtig süß

Bananen-Joghurt-Creme

- Haselnüsse in einer Pfanne ohne Fett anrösten, abkühlen lassen und eventuell die losen Schalen entfernen.
- Joghurt mit Birnendicksaft und Vanille glatt rühren (Vanillemark aus einem Stück Schote oder echtes Vanillepulver).
- Banane schälen, mit Zitronensaft beträufeln und pürieren. Creme in ein Schälchen füllen, Vanillejoghurt darübergeben. Mit den Haselnüssen bestreuen. Gekühlt servieren.

Für 1 Portion
gelingt leicht
~ 15 Min.

10 g Haselnüsse
150 g Joghurt (min. 3,5 % Fett)
1 TL Birnendicksaft
1 Msp. Vanille
1 Banane
1 EL Zitronensaft, frisch gepresst

Nährstoffkonto
Protein · Vitamin B_1 und B_6 · Kalzium · Magnesium

Tipp Wer gerade zunehmen soll, ergänzt das Dessert mit 1–2 EL Sahne.

Tofu schmeckt auch in süßen Speisen

Tofu-Süßspeise

Für 1 Portion
geht schnell
~ 10 Min.

40 g Tofu
1 EL Apfelsaft
1 EL Zitronensaft, frisch gepresst
1 TL Honig
100 g frische Brombeeren

Nährstoffkonto
Protein · Magnesium

- Tofu mit Apfelsaft, Honig und Zitronensaft zu einer Creme pürieren.
- Beeren verlesen, kurz abspülen und über die Creme geben.

Tipp Als einfache Portion ist es ein leckeres Dessert, als doppelte Portion eine gute Zwischenmahlzeit am Nachmittag. Statt Brombeeren können Sie auch Erdbeeren verwenden. Tofu bekommen Sie mittlerweile fast überall zu kaufen: im Naturkosthandel, im Reformhaus, im Lebensmittelhandel und sogar bei verschiedenen Discountern.

Herrlich erfrischend

Orangencreme

Für 1 Portion
gut vorzubereiten
~ 15 Min.

- 1 Orange
- 50 g Quark
- 20 g Mascarpone (alternativ: Frischkäse)
- 1 TL Birnendicksaft (oder Agavendicksaft)
- 1 Pr. Ingwer, gemahlen
- 1 Msp. abgeriebene Orangenschale, unbehandelt

Nährstoffkonto
Kohlenhydrate · Protein · Vitamin C

- Orange lauwarm abwaschen, trocknen, halbieren und jeweils die Standfläche etwas begradigen, so dass sie gut aufliegen und nicht kippen. Fruchtfleisch herauslösen und in kleine Würfel schneiden.
- Quark mit Mascarpone oder Frischkäse verrühren und mit etwas Ingwer, Birnendicksaft und Orangenschale abschmecken.
- Die Orangenwürfel unter den Quark heben und die Masse in die Orangenhälften füllen. Kalt servieren.

Eine echte Vitaminbombe

Beeren-Milchshake

Für 1 Portion
gelingt leicht
~ 10 Min.

- 1 Banane
- 100 g Himbeeren
- 200 ml Buttermilch
- 1 EL Sanddornsaft
- ½ EL Honig
- ½ EL Sonnenblumenkerne

Nährstoffkonto
Protein · Vitamin B_1 und C · Kalzium · Magnesium

- Banane und Himbeeren mit Sanddornsaft und Honig pürieren. Mit Buttermilch auffüllen und mixen.
- Die Sonnenblumenkerne in einer Pfanne ohne Fett kurz anrösten, grob hacken und über den Shake streuen.
- Gut gekühlt schmeckt dieser Shake am besten.

Tipp Diesen Shake kann man nach Belieben variieren: Heidelbeeren statt Himbeeren, Vollmilch statt Buttermilch, Heidelbeersaft statt Sanddornsaft, gehackte Haselnüsse statt Sonnenblumenkerne …

Voller Kalium und somit gut fürs Herz

Karotten-Nuss-Shake

- Karotten waschen, Grün entfernen und durch die Saftzentrifuge (oder mit Wasser in den Mixer) geben.
- Mit Orangen- oder Zitronensaft vermischen, mit Ingwer oder Anis abschmecken und mit Nüssen vermengen.

»Einfach, schnell und lecker! Mit dem Shake habe ich das Gefühl, mich und meinen Körper noch besser zu versorgen.« (Jenny, 25, ehemals bulimisch)

Für 1 Portion
gelingt leicht
~ 10 Min.

4 Karotten
etwas Orangen- oder Zitronensaft
etwas Ingwer oder Anis
1 EL geraspelte Haselnüsse

Nährstoffkonto
Kohlenhydrate · Protein · Kalium · Eisen

Ein Shake mal nicht süß

Buttermilch-Kräuter-Mix

- Kräuter mit Zitronensaft beträufeln. Mit Buttermilch und etwas zerstoßenem Koriander verquirlen und mit Karottenraspeln garnieren.

Tipp Für ein bisschen Abwechslung: Ein anderer leckerer würziger Drink ist der Kefir-Kräuter-Mix: Dazu 8 TL Küchenkräuter (tiefgekühlt), ein Viertel rote Paprika, den Saft von 1 Zitrone und 200 ml Kefir mixen, mit etwas Paprikapulver bestreuen und kalt genießen.

Für 1 Portion
geht schnell
~ 5 Min.

2 EL Kräutermischung (tiefgekühlt)
2 TL Zitronensaft, frisch
1 Tasse Buttermilch
etwas Koriander
1 kleines Stück Karotte

Nährstoffkonto
Protein · Elektrolyte (v. a. Kalzium)

Sättigt gut

Kiwi-Bananen-Shake

Für 4 Portionen
gelingt leicht
~ 10 Min.

2 Bananen
2 Kiwis
1 EL Zucker
2 Vanilleschoten
2 Zitronen
etwas Apfeldicksaft
1 l Milch

- Zitronen auspressen. Vanilleschoten aufschlitzen und Mark auskratzen.
- Bananen, Zucker, Zitronensaft, Vanillemark und Apfeldicksaft in den Mixer geben und mit der Milch aufgießen.
- In große Cocktailschalen füllen.
- Kiwis schälen, in Scheiben schneiden und auf dem Cocktail verteilen.

Nährstoffkonto
Protein · Kohlenhydrate · Vitamin C · Kalzium · Magnesium

Appetitanregend und magenstärkend

Scharfer Sanddorn-Trunk

Für 4 Portionen
geht schnell
~ 5 Min.

2 Gläser Sanddornbeerennektar
2 Gläser Orangennektar
1 Zitrone
2 TL Honig
1 Msp. Ingwerpulver oder frisch geriebenen Ingwer
1 Prise Nelken
1 Glas Mineralwasser

- Zitrone auspressen. Sanddorn- und Orangennektar mit Zitronensaft, Honig und Ingwer sowie einer Prise Nelken abschmecken.
- Mit Mineralwasser auffüllen und in hohen Gläsern kalt servieren!

Nährstoffkonto
Kohlenhydrate · Beta-Carotin · Vitamin C

Ein leckerer Fitmacher

Exotic-Mix

- Orangensaft, Ananassaft, Mango-Vollfrucht, Sahne und Milch miteinander verquirlen und mit der Kiwischeibe garnieren. Fertig!

Für 1 Portion
geht schnell
~ 60 Min.

¼ Glas Orangensaft
¼ Glas Ananassaft
3 EL Mangokonzentrat (Vollfrucht)
3 EL Sahne (flüssig)
1 kl. Tasse Milch
1 Scheibe Kiwi

Nährstoffkonto
Vitamin C · Kalzium · Omega-3-Fettsäuren

Ein Prickeln auf der Zunge

Brombeer-Kefir-Drink

- Kefir, Brombeeren, Honig und Anis miteinander mixen oder pürieren. Mit Melisseblättern garnieren.

Für 4 Portionen
geht schnell
~ 5 Min.

500 g Kefir
200 g Brombeeren (frisch oder tiefgekühlt)
1 EL Honig
1 Prise Anis
Melisseblätter

Nährstoffkonto
Kohlenhydrate · Protein · Kalzium · Omega-3-Fettsäuren

Optisch und geschmacklich peppig

Rote-Bete-Drink

- Rote-Bete-Saft, Meerrettich, Sahne und Haselnussmus im Mixer miteinander verrühren.
- Mit gehackten Haselnüssen bestreuen und genießen.

Tipp Wenn es mit dem Zunehmen nicht klappen will, dann bauen Sie diesen Drink regelmäßig in Ihren Speiseplan ein.

»Mit diesem Drink geht das Zunehmen wirklich viel leichter!« (Mona, 17, noch anorektisch)

Für 1 Portion
gelingt leicht
~ 10 Min.

- 2 Tassen Rote-Bete-Saft (Reformhaus, Bio aden)
- 1 TL Meerrettich Pulver (alternativ: 1 EL frisch geriebener Meerrettich)
- 3 EL Sahne
- 1 EL Haselnussmus
- 2 EL Haselnüsse

Nährstoffkonto
Protein · Eisen · essenzielle Fettsäuren

Vitalstoffe zum Schlürfen

Karottentrunk mit Kressehäubchen

- Karottensaft mit Zitronensaft, Selleriesalz und Hefestreuwürze abschmecken.
- Nach Belieben mit Mineralwasser eventuell noch etwas verdünnen.
- In Gläser füllen und mit Kresse bestreuen.

Tipp Nach einem Ess-Brech-Anfall ist das der ideale Elektrolyt-Ausgleich. Sie können den Drink auch über mehrere Stunden verteilt portionsweise trinken, wenn Sie nicht alles auf einmal schaffen.

Für 4 Portionen
gelingt leicht
~ 5 Min.

- 4 Tassen Karottensaft
- Saft von 1 Zitrone
- Selleriesalz
- Hefestreuwürze
- etwas Mineralwasser (optional)
- ½ Beet Kresse

Nährstoffkonto
Kohlenhydrate · Ballaststoffe · Vitamin C · Beta-Carotin · Elektrolyte (v. a. Kalium) · Eisen

Praktische Wochenpläne

- Wenn Sie bei der Speisenauswahl und den Mengen unsicher sind und Ihnen vorgegebene Essenspläne helfen, können Sie unsere Wochenpläne nutzen.
- Diese sind so gestaltet, dass Sie sich ausgehend von Ihrem Normalgewicht den entsprechenden Wochenplan herausgreifen. Beispiel: Sie sind 1,65 m groß und wiegen 48 kg. Dann sind Sie untergewichtig! Ihr Normalgewicht liegt zwischen 50,4 kg und 68 kg. Sie sollten also zunächst mit dem Wochenplan für 50–60 kg beginnen und wöchentlich mindestens 200 g, besser 500 g zunehmen. Geschieht das nicht, wechseln Sie zum nächsten, »höheren« Plan oder reichern Sie Ihre Rezepte an.
- Wenn Sie normalgewichtig sind, aber z.B. unter Bulimie leiden, dann wählen Sie den Wochenplan für Ihr derzeitiges Gewicht aus. Sie werden Ihr Gewicht auf lange Sicht damit halten. Zu Beginn kann es zwar zu leichten Gewichtsschwankungen kommen, doch mit der Zeit reguliert Ihr Körper das von selbst wieder.
- Wenn Sie übergewichtig sind und unter Esssucht leiden, sollten Sie mit dem Wochenplan über 70 kg beginnen. Stellt sich mit der Zeit ein normales Essverhalten ein, können Sie langsam auf den Wochenplan für 60–70 kg und später vielleicht sogar auf den Wochenplan für 50–60 kg gehen, um langsam Ihr Normalgewicht zu erreichen. Hier gilt: 500 g Gewichtsabnahme pro Woche reichen vollkommen aus.
- Für Männer über 1,80 m oder stark übergewichtige Personen ist der Wochenplan für über 80 kg gedacht.
- Zu Beginn wirkt der Wochenplan sehr aufwändig. Das gibt sich mit zunehmender Routine und Sicherheit in der Lebensmittelauswahl, -menge und Zubereitung.

- Mittag- und Abendessen können an einem Tag getauscht werden. Auch einzelne Tage können getauscht werden, Rezepte einer Woche sollten aber beibehalten werden.
- In den Wochenplänen sind nicht alle Rezepte enthalten, die Sie im Rezeptteil finden. Es lassen sich einige Gerichte aber einfach durch andere austauschen (siehe Seite 196). So können Sie auch weitere Wochen abwechslungsreich gestalten.
- Lassen Sie möglichst nichts weg. Sonst reicht die Energie nicht, das entsprechende Gewicht zu erreichen oder zu halten.
- Bei Untergewicht ist es oft notwendig, die Rezepte anzureichern. Fügen Sie in diesen Fällen, je nach Geschmack, den Rezepten je 1–2 Esslöffel Öl, Butter, Sahne, Schmand oder Nüsse bzw. Nussmuse zu.
- Die Wochenpläne dienen auch zur Orientierung. Je nachdem, wie weit Sie ganz persönlich mit Ihrem Essverhalten Fortschritte zur Normalität machen, können einzelne Rezepte in Ihren individuellen Speiseplan eingebunden werden. Letztendlich sollte es Ihr Ziel sein, wieder ganz normal zu essen, ohne feste Pläne. Nutzen Sie dafür auch die allgemeinen Empfehlungen und die Mengenorientierung.
- Leider können wir keine festen Zeitabschnitte dafür angeben, wie lange Sie die Pläne einhalten sollten. Es hängt allein von Ihrem individuellen Empfinden ab, inwieweit Sie schon ohne feste Vorgaben essen können. Wichtig für Untergewichtige ist immer: Erst das Normalgewicht erreichen, dann den Wochenplan lockern und variieren.
- In Krisenzeiten kann es sinnvoll sein, vorbeugend wieder nach den Wochenplänen zu essen, um nicht wieder in alte Muster zurückzufallen.

Wochenplan für normales Gewicht zwischen 50 und 60 kg (Körpergröße ca. 1,50–1,75 m), vgl. BMI-Tabelle (Seite 26)

	Frühstück	Zwischenmahlzeit
Montag	50 g Müsli, 150 g Naturjoghurt und 1 Stück Obst nach Wahl	1 Stück Obst nach Wahl
Dienstag	Fisch-Frühstück (Seite 117)	1 Milchbrötchen
Mittwoch	Guten-Morgen-Brei (Seite 116)	Chicorée-Salat (Seite 125)
Donnerstag	Brot mit Frischekick (Seite 117)	1 Stück Obst nach Wahl
Freitag	Vitamin-Körbchen (Seite 115)	1 Laugenstange
Samstag	1 Vollkornbrötchen mit 10 g Butter, Wurst/Käse und 2 TL Konfitüre, 1 Stück Obst nach Wahl	1 Croissant
Sonntag	Pikantes Brötchen (Seite 115)	1 Stück Obst nach Wahl

Mittagessen	Zwischenmahlzeit	Abendessen
Bunte Nudelpfanne (Seite 171)	1 Stück Obst nach Wahl und 25 g Schokolade	Rote-Bete-Suppe (Seite 137) und 1 Scheibe Vollkornbrot mit 5 g Streichfett und 30 g Bergkäse
Rote-Linsen-Suppe (Seite 146) und 1 Baguettebrötchen	Vitamin-Körbchen (Seite 115)	Paprikasalat (Seite 130) und 1 Scheibe Vollkornbrot mit 5 g Streichfett und 30 g Bergkäse
Herzhafte Pfannkuchen (Seite 160) und 25 g Schokolade	Tofu-Süßspeise (Seite 180)	Filet im Feldsalat (Seite 123) und 1 Scheibe Vollkornbrot mit 5 g Streichfett und 30 g Käse oder Schinken
Kürbissuppe mit Orangenfilets (Seite 142) und 1 Baguettebrötchen	Bananen-Joghurt-Creme (Seite 179)	Walnuss-Wintersalat (Seite 129) und 1 Scheibe Vollkornbrot mit 5 g Streichfett und 30 g Bergkäse
Bunter Fischtopf (Seite 152)	Zarter Schoko-Nuss-Traum (Seite 178)	Avocadocarpaccio mit Zitrusfilets (Seite 119) und 1 Vollkornbrötchen
Hirsesuppe (Seite 144) und Zitronenkartoffeln (Seite 121)	Orangencreme (Seite 181)	Kürbisstreifen in Knoblauchjoghurt (Seite 150)
Karottenpfannkuchen (Seite 161)	1 Stück Kuchen nach Wahl	Salat und Butterbrötchen (Seite 127)

Wochenplan für normales Gewicht zwischen 60 und 70 kg (Körpergröße ca. 1,55–1,85 m), vgl. BMI-Tabelle (Seite 26)

	Frühstück	Zwischenmahlzeit
Montag	50 g Müsli, 150 g Naturjoghurt und 1 Stück Obst nach Wahl	1 Stück Obst nach Wahl
Dienstag	Fisch-Frühstück (Seite 117)	1 Milchbrötchen
Mittwoch	Guten-Morgen-Brei (Seite 116)	Süßlicher Rohkostsalat (Seite 131) und 1 Vollkornbrötchen
Donnerstag	Brot mit Frischekick (Seite 117)	2 Stück Obst nach Wahl
Freitag	Vitamin-Körbchen (Seite 115)	1 Laugenstange
Samstag	1 Vollkornbrötchen mit 10 g Butter, Wurst/Käse und 2 TL Konfitüre, 1 Stück Obst nach Wahl	Sellerie-Salat (Seite 134)
Sonntag	Pikantes Brötchen (Seite 115)	2 Stück Obst nach Wahl

Mittagessen	Zwischenmahlzeit	Abendessen
Bunte Nudelpfanne (Seite 171) und Orangencreme (Seite 181)	1 Rosinenbrötchen und Chicorée-Salat (Seite 125)	Rote-Bete-Suppe (Seite 137) und 1 Scheibe Vollkornbrot mit 5 g Streichfett und 30 g Bergkäse
Rote-Linsen-Suppe (Seite 146) und 1 Baguettebrötchen	Vitamin-Körbchen (Seite 115)	Filet im Feldsalat (Seite 128) und 2 Scheiben Vollkornbrot mit 10 g Streichfett und 30 g Käse und 30 g Schinken
Herzhafte Pfannkuchen (Seite 160) und 25 g Schokolade	Beeren-Milchshake (Seite 181) und 1 Milchbrötchen	Paprikasalat (Seite 130) und 1 Scheibe Vollkornbrot mit 5 g Streichfett und 30 g Bergkäse
Kürbisstreifen in Knoblauchjoghurt (Seite 150)	Bananen-Joghurt-Creme (Seite 179)	Walnuss-Wintersalat (Seite 129) und 2 Scheiben Vollkornbrot mit 10 g Streichfett und 30 g Bergkäse und 30 g Schinken
Rotbarsch mit Wirsing (Seite 158)	Zarter Schoko-Nuss-Traum (Seite 178)	Avocadocarpaccio mit Zitrusfilets (Seite 119) und 1 Vollkornbrötchen und 1 Scheibe Vollkornbrot mit 30 g Frischkäse
Hirsesuppe (Seite 144) und Zitronenkartoffeln (Seite 121)	Erdbeeren mit Dip (Seite 179)	Kürbisstreifen in Knoblauchjoghurt (Seite 150)
Schweinefilet im Kartoffel-Gemüse-Bett (Seite 154)	1 Stück Kuchen nach Wahl mit 2 EL Schlagsahne	Salat mit Butterbrötchen (Seite 127)

Wochenplan für normales Gewicht über 70 kg (Körpergröße ca. 1,70 m und größer oder bei Übergewicht ab 85 kg), vgl. BMI-Tabelle (Seite 26)

	Frühstück	Zwischenmahlzeit
Montag	50 g Müsli, 150 g Naturjoghurt und 1 Stück Obst nach Wahl	1 Stück Obst nach Wahl
Dienstag	Fisch-Frühstück (Seite 117)	1 Milchbrötchen und 1 Stück Obst nach Wahl
Mittwoch	Guten-Morgen-Brei (Seite 116)	Süßlicher Rohkostsalat (Seite 131) und 1 Vollkornbrötchen
Donnerstag	Brot mit Frischekick (Seite 117)	2 Stück Obst nach Wahl
Freitag	Vitamin-Körbchen (Seite 115)	1 Laugenstange 1 Stück Obst nach Wahl
Samstag	1 Vollkornbrötchen mit 10 g Butter, Wurst/Käse und 2 TL Konfitüre, 1 Stück Obst nach Wahl	Sellerie-Salat (Seite 134)
Sonntag	Pikantes Brötchen (Seite 115)	2 Stück Obst nach Wahl

Mittagessen	Zwischenmahlzeit	Abendessen
Bunte Nudelpfanne (Seite 171) und 25 g Schokolade	1 Rosinenbrötchen und Chicorée-Salat (Seite 125)	Rote-Bete-Suppe (Seite 137) und 2 Scheiben Vollkornbrot mit 10 g Streichfett und 30 g Bergkäse und 30 g Schinken
Rote-Linsen-Suppe (Seite 146) und 1 Baguettebrötchen	Beeren-Milchshake (Seite 181)	Paprikasalat (Seite 130) und 2 Scheiben Vollkornbrot mit 10 g Streichfett und 30 g Bergkäse und 30 g Schinken
Schnelle Brokkolisuppe (Seite 136) und Herzhafte Pfannkuchen (Seite 160)	Tofu-Süßspeise (Seite 180)	Filet im Feldsalat (Seite 128) und 2 Scheiben Vollkornbrot mit 10 g Streichfett und 30 g Käse und 30 g Schinken
Kürbisstreifen in Knoblauchjoghurt (Seite 150) und 25 g Schokolade	Bananen-Joghurt-Creme (Seite 179)	Walnuss-Wintersalat (Seite 129) und 2 Scheiben Vollkornbrot mit 10 g Streichfett und 30 g Bergkäse und 30 g Schinken
Kartoffeln mit Fisch in Kräutersauce (Seite 172)	Zarter Schoko-Nuss-Traum (Seite 178)	Avocadocarpaccio mit Zitrusfilets (Seite 119) und 1 Vollkornbrötchen und 1 Scheibe Vollkornbrot mit 30 g Frischkäse
Hirsesuppe (Seite 144) mit Zitronenkartoffeln (Seite 121) und 25 g Schokolade	Erdbeeren mit Dip (Seite 179)	Kürbisstreifen in Knoblauchjoghurt (Seite 150)
Überbackenes Filet mit Tagliatelle (Seite 166) und Tofu-Süßspeise (Seite 180)	1 Stück Kuchen nach Wahl mit 2 EL Schlagsahne	Salat und Butterbrötchen (Seite 127)

Wochenplan für Männer für ein normales Gewicht über 80 kg (Körpergröße ab ca. 1,80 m und größer oder bei starkem Übergewicht ab 100 kg), vgl. BMI-Tabelle(Seite 26)

	Frühstück	Zwischenmahlzeit
Montag	60 g Müsli, 200 g Naturjoghurt, 1 Stück Obst nach Wahl	1 Stück Obst nach Wah und 100 g Hüttenkäse mit 1 EL Konfitüre
Dienstag	Fisch-Frühstück (Seite 117)	1 Milchbrötchen und 1 Stück Obst nach Wahl
Mittwoch	Guten-Morgen-Brei (Seite 116) und 1 Scheibe Vollkornbrot mit 3 EL Kräuterquark	Süßlicher Rohkostsalat (Seite 131) und 1 Vollkornbrötchen
Donnerstag	Brot mit Frischekick (Seite 117) und ein gekochtes Ei dazu	2 Stück Obst nach Wahl
Freitag	Vitamin-Körbchen (Seite 115)	1 Laugenstange, 1 Stück Obst nach Wahl und 150 g Quark
Samstag	1 Vollkornbrötchen mit 10 g Butter, Wurst/Käse und 2 TL Konfitüre, 1 Stück Obst nach Wahl	Sellerie-Salat (Seite 134) und 1 Scheibe Vollkornbrot
Sonntag	Pikantes Brötchen (Seite 115)	2 Stück Obst nach Wahl und 200 ml Milch

ittagessen	Zwischenmahlzeit	Abendessen
unte Nudelpfanne Seite 171) und 25 g chokolade	1 Rosinenbrötchen, Chicorée-Salat (Seite 125)	Rote-Bete-Suppe (Seite 137) und 2 Scheiben Vollkornbrot mit 10 g Streichfett und 30 g Bergkäse und 60 g Schinken
ote-Linsen-Suppe Seite 146) und 1 aguettebrötchen	Beeren-Milchshake (Seite 181) und 30 g Kekse	Paprikasalat (Seite 130) und 2 Scheiben Vollkornbrot mit 10 g Streichfett und 60 g Bergkäse und 30 g Schinken
chnelle Brokkolisuppe Seite 136) und Herzafte Pfannkuchen Seite 160)	Tofu-Süßspeise (Seite 180)	Filet im Feldsalat (Seite 128) und 2 Scheiben Vollkornbrot mit 10 g Streichfett und 60 g Käse und 30 g Schinken
ürbisstreifen in noblauchjoghurt Seite 150) und 25 g chokolade	Bananen-Joghurt-Creme (Seite 179)	Walnuss-Wintersalat (Seite 129) und 2 Scheiben Vollkornbrot mit 10 g Streichfett und 30 g Bergkäse und 60 g Schinken
artoffeln mit Fisch Kräutersauce Seite 172)	Zarter Schoko-Nuss-Traum (Seite 178)	Avocadocarpaccio mit Zitrusfilets (Seite 119) und 1 Vollkornbrötchen und 1 Scheibe Vollkornbrot mit 60 g Frischkäse
irsesuppe (Seite 144) nd Zitronenkartoffeln Seite 121) und 25 g chokolade	Erdbeeren mit Dip (Seite 179)	Kürbisstreifen in Knoblauchjoghurt (Seite 150)
berbackenes Filet mit agliatelle (Seite 166) nd Tofu-Süßspeise Seite 180)	1 Stück Kuchen nach Wahl mit 3 EL Schlagsahne	Salat mit Butterbrötchen (Seite 127) und 1 Scheibe Vollkornbrot mit 5 g Streichfett und 30 g Schnittkäse

Austauschtabelle

Dehnen Sie die Wochenpläne beliebig aus und bringen Sie Abwechslung in Ihren Speiseplan! Sie können je nach Geschmack Gerichte variieren oder vegetarische Alternativen aufnehmen.

Innerhalb der einzelnen Spalten können Sie die Gerichte beliebig austauschen.

A	B	C	D
10 Mandeln oder Haselnüsse	Sellerie-Salat (S. 134)	Süßlicher Rohkost-Salat (S. 131)	Kürbisstreifen in Knoblauchjoghur (S. 150)
1 Hanuta	Sellerie-Erdbeer-Sommersalat (S. 124)	Chicorée-Salat (S. 125)	Rote-Bete in Orangensauce (S. 151)
1 Duplo	Walnuss-Wintersalat (S. 129)	Tomaten-Champignon-Salat (S. 135)	Aprikosen-Hirse-Chinakohl-Gemüse (S. 122)
1 Schokokuss	Kürbis-Apfel-Salat (S. 126)	Paprikasalat S. 130)	Gemüse-Ingwer-Pfanne mit Banar (S. 155)
20 Gummibärchen	Steckrüben-Karotten-Salat (S. 123)	Gemüsesticks mit Dip (S. 123)	Bunte Nudelpfanne (S. 171)
20 Schokolinsen		Pastinakensalat (S. 136)	Pikante Haferpuffer (S. 162)
40 g Weingummi		Chinakohlsalat mit Sesam (S. 130)	Tofuschnitten (S. 168)
35 g Lakritze		Hirsesalat (S. 132)	Grünkernbratling (S. 174)
25 g Schokolade			Veggie-Erbsensuppe (S. 141)
30 g Trockenobst			

Beispiel Brokkolisuppe: Sie mögen Brokkoli nicht und möchten die Suppe gerne tauschen. Dann suchen Sie die Spalte (A–H), in der die Suppe aufgeführt ist, und wählen aus dieser Spalte eines der anderen Gerichte, z. B. das Karottensüppchen, aus. Wichtig ist dabei, dass das ausgetauschte Gericht unter dem gleichen Buchstaben aufgeführt ist wie das ursprüngliche. Nur so erhalten Sie über die Woche gesehen alle notwendigen Nährstoffe.

E	F	G	H
te-Linsen-ppe (S. 146)	Herzhafte Pfannkuchen (S. 160)	Kartoffeln mit Fisch in Kräutersauce (S. 172)	Überbackenes Filet mit Tagliatelle (S. 166)
hnelle Brokkoli-ppe (S. 136)	Asia-Gemüsepfanne (S. 173)	Rotbarsch mit Wirsing (S. 158)	Schweinefilet im Kartoffel-Gemüse-Bett (S. 154)
te-Bete-Suppe . 137)	Spirelli mit Roter Bete (S. 164)		Vollkorn-Spaghetti an Walnusssauce (S. 156)
rottensüppchen . 145)	Hafer mit Gemüsestreifen (S. 120)		Kartoffeln mit Avocadocreme (S. 149)
nterbunte emüsesuppe . 140)	Spargel-Bärlauch-Spaghetti (S. 165)		
nchelsüppchen . 147)	Linsenauflauf (S. 167)		
mmer-Bohnen-ppe (S. 138)	Risotto mit Kürbis (S. 169)		
nfache Kartoffel-ppe (S. 139)	Feines Fenchel-Festmahl (S. 170)		
	Paprika fleischlos gefüllt (S. 163)		

Service

Bücher, die weiterhelfen

Bruch: **Der goldene Käfig.** Das Rätsel der Magersucht. Fischer Verlag, Frankfurt/M. 2010

Bundesfachverband Essstörungen: **Essstörungen – Ursachen und Risikofaktoren – Hilfe und Unterstützung.** Compact Verlag, München, 2008

Deutsche Gesellschaft für Ernährung: **Referenzwerte für die Nährstoffzufuhr.** 1. Auflage, Umschau/Braus, Frankfurt am Main, 2000

Elmadfa: **Die große GU Nährwert-Kalorien-Tabelle.** Gräfe und Unzer Verlag, München, 2014

Elmadfa: **GU Kompass Nährwerte,** Gräfe und Unzer Verlag, München, 2008

Fairburn: **Essattacken stoppen.** Huber Verlag, Bern, 2008

Herzog, Munz, Kächele: **Essstörungen, Therapieführer und psychodynamische Behandlungskonzepte.** Schattauer Verlag, Stuttgart, 2004

Langsdorff: **Die heimliche Sucht, unheimlich zu essen: Bulimie – verstehen und heilen;** Fischer Verlag, Frankfurt/M., 2011

Pudel, Westenhöfer: **Ernährungspsychologie.** Eine Einführung. Hogrefe Verlag, Göttingen, 2003

Reich, Cierpka: **Psychotherapie der Essstörungen.** Georg Thieme Verlag, Stuttgart, 2010

Reich: **Familientherapie der Essstörungen.** Hogrefe Verlag, Göttingen, 2003

Vocks, Legenbauer: **Körperbildtherapie bei Anorexia und Bulimia nervosa.** Ein kognitiv-verhaltenstherapeutisches Behandlungsprogramm. Hogrefe Verlag, Göttingen, 2010

Wardetzki: **»Iss doch endlich mal normal!«** Hilfen für Angehörige von essgestörten Mädchen und Frauen. Kösel Verlag, München, 2014

Adressen, die weiterhelfen

BerufsVerband Oecotrophologie e. V. www.vdoe.de
Dort erhalten Sie Anschriften von kompetenten Ernährungstherapeuten

Verbraucherzentrale Bundesverband (vzbv) e. V.
Versandservice für Broschüren unter:
E-Mail: versandservice@vzbv.de
Dort erhalten Sie z. B. Informationen zu den Themen: Schadstoffe, Diäten, Nahrungsergänzungsmittel

Deutsche Gesellschaft für Ernährung (DGE) e. V. www.dge.de
Dort erhalten Sie Broschüren und Informationen rund um Ernährungsthemen

Frankfurter Zentrum für Essstörungen e. V.
www.essstoerungen-frankfurt.de

Bundeszentrale für gesundheitliche Aufklärung (BzgA)
Telefonberatung: (0221) 89 20 31
www.bzga-essstoerungen.de
Hierüber finden Sie weitere Adressen (z. B. von Beratungsstellen und Kliniken) und weitere Hinweise

Bundesfachverband Essstörungen e. V. (BFE)
Tel. (089) 23 68 41 19 www.bundesfachverbandessstoerungen.de
E-Mail: bfe-essstoerungen@gmx.de
Hier finden Sie Informationen zu Beratungsstellen und Kliniken in Ihrer Nähe

Rezeptverzeichnis

Register